FLEISCH ESSEN, TIERE LIEBEN

Theresa Bäuerlein

FLEISCH ESSEN, TIERE LIEBEN

Wo Vegetarier sich irren und
was Fleischesser besser machen können

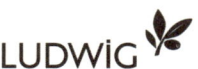

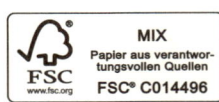

Verlagsgruppe Random House FSC-DEU-0100
Das für dieses Buch verwendete
FSC®-zertifizierte Papier *Super Snowbright*
liefert Hellefoss AS, Hokksund, Norwegen.

Lektorat: Silke Uhlemann, München

Copyright © 2011 by Ludwig Verlag, München,
in der Verlagsgruppe Random House GmbH
http://www.ludwig-verlag.de
Umschlaggestaltung: Eisele Grafik-Design, München
Umschlagfoto: mauritius images/Christine Steimer
Satz: Leingärtner, Nabburg
Druck und Bindung: GGP Media GmbH, Pößneck
Printed in Germany 2011

ISBN: 978-3-453-28024-3

Inhalt

Fleisches Frust

Als Kind aß ich vor allem Wurst. Andere Lebensmittel interessierten mich einfach nicht. Hätten meine Eltern es nicht geschafft, mir hin und wieder die eine oder andere Möhre unterzujubeln, wäre ich jetzt wahrscheinlich tot. Eine schöne Zeit war es trotzdem, denn ich aß einfach das, was mir schmeckte. Ich hörte erst damit auf, als Paul McCartney mir kurz nach meinem zwölften Geburtstag meine kulinarische Unschuld raubte. Ich erinnere mich noch genau an den Tag, an dem ich im Wohnzimmer meiner Eltern saß und ein Konzertvideo anschaute. Als letzten Song sang Paul mit seiner brüchigen Altherrenstimme: »Michelle«. Nach dem Abspann färbte sich der Bildschirm dunkel. Ich hatte den Finger schon auf dem Ausschaltknopf, als die Küken kamen. Gelb und puschelig drängten sie sich auf einem Fließband. Eine drohende Stimme nannte Zahlen. Das Ganze hatte die Ästhetik einer Kriegsdokumentation. Etwas später erschienen Bilder von panierten Hühnerstücken. Den Rest habe ich verdrängt. Ich weiß nur noch: Ab diesem Tag war ich Vegetarierin.[1]

Je älter ich wurde, desto mehr war ich überzeugt: Vegetarier waren die netteren, gesünderen und generell die besseren Menschen. Für uns Vegetarier wurde kein Tier gequält. Rinderwahn, Gammelfleischskandale, Vogelgrippe ließen mich kalt. »Selbst schuld, wer Fleisch isst …«, dachte ich und biss umso lustvoller in mein Käsebrot.

Und ich befand mich in guter Gesellschaft. Der Imagewandel der Vegetarier ist am besten mit dem der Bio-Kunden vergleichbar: Ursprünglich gehörten sie einer vom Ernährungspleen besessenen seltsamen Randgruppe an, heute pflegt, wer fleischlos lebt, eine Alltagsdiät des bewusst lebenden, modernen Menschen. Je nachdem, welche Quelle man befragt, ernähren sich heute bis zu elf Prozent der Deutschen ganz oder größtenteils vegetarisch. Und das aus den allerbesten Gründen. Sie möchten zum Beispiel die »Grausamkeit an Tieren nicht unterstützen und gesünder leben«, so die Gewinner des letzten PETA-Wettbewerbs »Europas heißester Vegetarier«[2]. Während es kaum Prominente gibt, die vor laufender Kamera Blutwurst verteidigen, reden Stars sehr gerne über ihre Entscheidung, sich vegetarisch oder sogar vegan zu ernähren. Vegetarier, scheint es, wachsen geistig in die Höhe, Fleischesser körperlich in die Breite. Fleischliebhaber sind fett und krank, Vegetarier gesund und sexy. Die Organisation PETA arbeitet an diesem Image kräftig mit, indem sie altbekannte Effekte nutzt, um für ihre Ziele zu werben. Für PETAs viel beachtete Anti-Pelz– und Pro-Vegetarismus-Kampagnen lassen Prominente Nacktfotos und -videos machen, die genauso gut in den Playboy passen würden. Mit dem Unterschied, dass einer Playboy-Fotostrecke irgendwie immer ein Hauch peinlicher Angeberei anhaftet, während eine PETA-Werbung das angenehme Parfum der Selbstlosigkeit verströmt. Hunderte bekannte Schauspieler bekennen sich zum Fleischverzicht, darunter Natalie Portman, Gwyneth Paltrow, Joaquin Phönix. Auch Gandhi, Albert Schweitzer und Martin Luther King waren Vegetarier. Okay, auch Hitler, aber der tat es angeblich aus Verdauungsgründen.

Die Universität Jena hat herausgefunden[3], dass die meisten Vegetarier jung sind, in Städten leben und eine höhere Bildung haben. Mehr Frauen als Männer verzichten auf Fleisch. Die meisten der Befragten sagten, dass sie kein Fleisch essen, weil sie es für moralisch richtig halten. Ich passte genau in dieses Profil.

Vegetarismus war für mich mehr als nur eine Ernährungsweise. Er war ein Lebensstil. Einer, der sagte: Ich denke nicht nur an mich selbst. »If anyone wants to save the planet, all they have to do is just stop eating meat«, schrieb McCartney ins Netz. Die Welt retten war auf einmal so einfach. Ich musste überhaupt nichts tun, nur etwas lassen: Fleisch essen. Ein kleiner Preis für ein gutes Gefühl.

Ich fing an, auf Eier zu verzichten, Käse, Honig. Es war großartig. Diese Art Hochgefühl kannte ich nur vom Sport: Du hast Kontrolle über deinen Körper. Du bist keiner, der alles in sich hineinstopft. Dann kam der Tag, an dem ein Arzt meine Eisenwerte testete und feststellte, dass ich eigentlich alle fünf Minuten in Ohnmacht fallen müsste. Dieser Arzt hielt nicht viel von Nahrungsergänzungsmitteln und riet mir ernsthaft, zumindest gelegentlich wieder Fleisch zu essen, um den Eisenmangel auszugleichen. Weil ich dem Arzt vertraute, kaufte ich im Bioladen neben der Praxis ein paar dünne Scheiben Rinderschinken. Was soll ich sagen: Ja, es schmeckte noch. Und wie! Mehr noch: Irgendetwas in mir schmolz zusammen. Ich fing an, Hühnerbrüste zu kaufen, bestellte Schnitzel, aß Wurst. Kurze Zeit erwog ich sogar den Grillhähnchen-Wagen vor dem Supermarkt. Ich erschreckte mich selbst damit, dass es mir mit Fleisch besser ging als ohne. Und es lag nicht am Eisenmangel. Den hätte ich auch als Vegetarierin mit einer ausgewogeneren Ernährung ausbügeln können, oder mit Tabletten. Was mich wirklich trotz schlechten Gewissens der Fleischtheke auslieferte, war, man kann es nicht anders sagen, die Lust.

Ein ziemlich dominanter Teil meines Bewusstseins wollte Fleisch, wollte Leberwurstbrote, das duftende Hühnercurry beim Thailänder, verlangte nach einer Ernährung ohne intellektuelle Zwangsjacke. Es war nicht so, dass das Fressen für mich auf einmal wichtiger gewesen wäre als die Moral. Der Fleischgeschmack war nicht mehr und nicht weniger als eine sinnliche Befriedigung. Was meinem Vegetarismus wirklich das Genick brach, war das Gefühl der Befreiung: Nahrung und Ideologie, so stellte ich fest, das ist einfach keine gute Mischung.

Nach der ersten rauschhaften Phase meiner Rückkehr ins Fleischliche meldete sich das Gewissen wieder. Die Unschuld meiner frühen Wurst-Ära war dahin. Bei jedem Bissen dachte ich daran, dass ich ein totes Tier im Mund hatte. Ein Tier, das leben, nicht sterben wollte, genau wie ich. Leider war meinem Körper mein schlechtes Gewissen egal. Meine Zunge verlangte nach Wildschweinwurst, wenn ich an dem Feinkoststand des netten Belgiers auf dem Wochenmarkt vorbeiging, mein Kopf schalt mich unterdessen »Egoistin«. Das Resultat war, dass ich reflexartig predigte. Ich war immer mit Männern zusammen, die regelmäßig Fleisch aßen und es offensichtlich sehr genossen. Je mehr Zeit sie mit mir verbrachten, desto schlechter fühlten sie sich dabei. Ich konnte einfach nicht verstehen, wie man offen Freude an etwas haben konnte, das die Welt eindeutig zu einem schlechteren Ort machte. Ja, ich aß zugegebenermaßen den Schinken aus ihrem Kühlschrank, aber wenigstens fühlte ich mich schlecht dabei! Fleisch zu essen war das kulinarische Equivalent zum lächerlich muskulösen, spritschluckenden Geländewagen, das blutige Steak, das mein Freund Martin so liebte, Symbol für Egoismus und Barbarei.

Es gibt so viele Gründe dafür, kein Fleisch zu essen, dass Fleischliebhaber sich in zwei Kategorien einteilen lassen: diejenigen, die sich leicht schuldbewusst, aber mit wässrigem Mund über ihre Teller ducken, und diejenigen, die ihre Fleischeslust trotzig-stolz vor sich hertragen. Nach dem Motto: Der Mensch ist auch nur ein Tier, was der Löwe in der Savanne darf, kann für mich nicht verboten sein. Die Wahl zwischen Weizen- und Schweineschnitzel ist damit nicht mehr einfach nur eine Frage des Geschmacks. Es geht um Leben und Tod. Und das alles noch vor dem Mittagessen.

Das Seltsame an der Moral von Fleischessern ist: Die meisten mögen Tiere. Oder sie haben zumindest nicht so viel gegen sie, dass sie ihnen einen grausamen Tod wünschen würden. Trotzdem tolerieren sie die Tatsache, dass die Tiere, die sie mehr oder minder täglich essen, unter Bedingungen leben und sterben, die sie ihrem schlimmsten Feind nicht wünschen würden. Vom geliebten Haustier ganz zu schweigen. Ja, gerade deutsche Verbraucher gelten im europäischen Vergleich sogar als sehr tierschutzbewusst. Marktforschungsstudien haben gezeigt[4], dass sie bereit sind, für artgerecht produziertes Fleisch mehr Geld zu bezahlen, und dass die Art der Haltung als wichtiges Kriterium beim Fleischkauf empfunden wird.

Wie passt das zusammen? Immer weniger, wie es scheint. Der Druck auf Fleischesser wächst. Dabei geht es um mehr als nur das leichte Unbehagen, das jeder Fleischliebhaber empfinden wird, der sich bewusst macht, dass das Steak, das er genussvoll verspeist, vor nicht allzu langer Zeit Teil eines lebenden Tieres war. Fleisch wird nun einmal nicht hergestellt wie Bleistifte oder T-Shirts, die durchbluteten Muskeln und Innereien, die auf dem Teller landen, braucht das Tier zum Leben. Damit wir diese Körperteile essen können, muss das Tier sterben. Aber nicht nur der Tod des Tieres spielt eine Rolle, sondern auch dessen Leben. Wer sich auch nur ein bisschen darüber informiert, wie die Kühe, Rinder, Schweine, Hühner, Puten und mittlerweile auch Strauße behandelt werden, die wir als Fleischlieferanten nutzen, kann sich eines schlechten Gewissens kaum erwehren. Man muss seine Ohren und Augen in diesen Tagen schon sehr fest verschließen, um die Fakten zu ignorieren, die überall präsentiert werden: darüber, wie die relativ junge Angewohnheit der Industrieländer, Tiere massenhaft als Fleischlieferanten zu produzieren, alles und jeden schädigt, Umwelt, Gesundheit, Klima und unsere Moral.

Laut FAO produziert die Fleischindustrie mehr Treibhausemissionen als der Autoverkehr.[5] Um ein Kilo Fleisch herzustellen, sind 15 000 Liter Wasser nötig.[6] Pro Kilo Fleisch verfuttert ein Rind etwa 13 Kilo Getreide und andere Pflanzen.[7] Gleichzeitig hungern weltweit eine Milliarde Menschen.

Das alles sind Fakten, und dagegen lässt sich nicht argumentieren. Man muss es wirklich ganz klar anerkennen: Die industrielle Fleischproduktion ist so, wie sie jetzt ist, ein gewaltiges Problem, sie hat desaströse Umwelteffekte und ist den Tieren gegenüber in einer Weise grausam, für die es keine Rechtfertigung gibt. Alles andere zu behaupten, wäre Augenwischerei.

Andererseits hat sich die Welt davon bisher wenig beeindrucken lassen. Jedes Jahr werden über 50 Milliarden Tiere weltweit geschlachtet, Tendenz steigend. »Wir sind und bleiben Fleischfresser – trotz aller Brutalität im Umgang mit dem lieben Vieh. Ist das menschlich oder einfach dumm?«, fragte Christian Zaschke im SZ-Magazin. Und bringt den Konflikt gleich im ersten Absatz auf den Punkt:

»Es ist eine Sprache der Sinnlichkeit. Chateaubriand, Entrecôte double, Filet Mignon. Well done, medium, rare. Von beiden Seiten stark anbraten, damit sich die Poren schließen und eine zarte Kruste entsteht. Oder grillen, jetzt im Sommer, wie das riecht, wie das schmeckt! Und es ist eine Sprache der Brutalität. Entschnabelt, enthornt, entschwanzt. Massentierhaltung, Gammelfleisch, BSE. Vieh mit Medikamenten vollpumpen, zusammenpferchen und mästen, töten, zerstückeln, verpacken.«[8]

Die Deutschen gehören zu den größten Fleischessern der

Welt. Der durchschnittliche Deutsche isst pro Kopf und Jahr etwa neun Kilogramm Rind, elf Kilogramm Geflügel und 39 Kilogramm Schweinefleisch.[9] Und das Schlachten nimmt kein Ende. 2009 ist die landesweite Fleischproduktion auf einen neuen Rekordlevel gestiegen: Knapp vier Millionen Rinder wurden geschlachtet und etwa 56 Millionen Schweine.[10] Die meisten dieser Rinder und Schweine standen ihr Leben lang dicht an dicht in stinkenden Ställen, ohne eine Chance, artgerecht zu leben, zu fressen oder sich fortzupflanzen, mit Antibiotika und Kraftfutter auf Hochleistung gemästet. Es werden Hühner gezüchtet, die zwar schnell viel saftiges Fleisch produzieren, aber kaum laufen können, und die nach nichts mehr schmecken.

Weil die Deutschen nicht nur sehr viel, sondern auch sehr billiges Fleisch wollen, macht nur die Massentierhaltung das Geschäft rentabel. Daher rüsten die Schlachthöfe auf. Ein Betreiber in Ulm wirbt für die »modernste Schweineschlachtlinie in Süddeutschland«.[11] Bis zu 25 000 Schweine soll die Anlage in der Woche zerteilen. Alle zehn Sekunden wird ein Tier dort mit Kohlendioxid betäubt, angestochen, damit es ausblutet, und zersägt. In Wietze bei Hannover protestieren Tierschützer derzeit gegen den Bau eines Geflügelschlachthofs. Die geplante Schlachtfrequenz: mehr als 2,5 Millionen Hühner pro Woche.[12] 60 Millionen Menschen essen täglich bei McDonald's.[13] Für sie werden jeden Tag mehr als 100 000 Kilogramm Rindfleisch zu Burgern verarbeitet.[14]

Verdammt, was tun wir da? Allein der Appetit auf Schwein ist bei uns so gewaltig, dass pro Woche eine Million Schweine für Würste und Geschnetzeltes ihr Leben lassen. Weil die deutschen Schweinezüchter den Bedarf nicht stillen können, hat Deutschland sich zum weltweit größten Ferkelimporteur entwickelt. »Wir züchten und mästen und schlachten und stopfen wie nie zuvor«, schrieb der *Stern* angesichts dieser Fleischberge.[15]

Wenn die Entwicklungsländer nachziehen, wird sich die globale Fleischproduktion auf 465 Millionen Tonnen verdoppeln.[16] Was tun? Es ist nicht realistisch, zu erwarten, dass die ganze Welt lernt, sich vegetarisch zu ernähren, dass die aufsteigenden Länder in kurzer Zeit einen Bewusstseinsprozess durchmachen werden, für den die Industrieländer jahrzehntelang Zeit hatten, ohne bisher wirklich harte Konsequenzen zu ziehen.

Ob hinter der globalen Gier nach Fleisch nur eine Geschmackspräferenz steckt oder ein tieferliegendes Bedürfnis, sei vorerst dahingestellt. Klar ist nur: Es ist zu viel. Das System, das diese Fleischmassen herstellt, zerstört auf Dauer unsere Lebensgrundlage. Und auf Dauer heißt nicht erst in tausend Jahren, sondern in den nächsten Jahrzehnten.

In der Hoffnung, mein störrisches System wieder auf totalen Fleischverzicht umpolen zu können, hatte ich begonnen, alles zu lesen, was ich über die Fleischproduktion in die Finger kriegen konnte. Und während ich Zahlen über Wasserverbrauch und Treibhausgase las, begann ich zu begreifen, dass diese Zahlen aus dem Zusammenhang gerissen waren. Ich merkte, dass Religion und Vegetarismus eine entscheidende Sache gemeinsam haben: Der Glaube an die Richtigkeit der Sache hat oft wenig mit Fakten zu tun, dafür viel mit Aberglauben und falscher Überlieferung. Lierre Keith, die selbst zwanzig Jahre lang auf jegliche Tierprodukte verzichtet hat, formulierte diese Erkenntnis in ihrem Buch »The Vegetarian Myth« wie folgt: »Der Unterschied zwischen mir und Vegetariern sind weder die Ethik noch das Engagement. Sondern Informationen.«[17]

Ich begriff: Vegetarismus war zwar, aufs Ganze gesehen, eine bessere Ernährungsweise als das unreflektierte Omnivorentum. Aber es war nicht zwingend der allerbeste Weg. Viele der Argumente für politisch, gesundheitlich und moralisch begründeten Vegetarismus, die ich in den Internetforen von Vegetarierorganisationen oder in veganen Kochbüchern las, basierten auf Unverständnis. Es herrscht ein Mangel an Wissen darüber, wie die Lebensmittel, die wir essen, produziert werden, welche Stoffe sie enthalten und wie sich das auf unsere Körper und den Planeten auswirkt.

Niemand ist Vegetarier, weil er Gemüse hasst und so viel wie möglich davon vernichten möchte. Genauso ist es mit Fleischessern. Wer sein Steak aus Wut aufs Rind verdrückt, dürfte in Deutschland einer starken Minderheit angehören. Was die meisten Fleischesser mit den Vegetariern verbindet (mehr, als ihnen recht sein dürfte), ist Bequemlichkeit. Die einen denken lieber nicht so genau darüber nach, wie schön oder schlimm das Leben des Geschöpfs gewesen ist, das auf ihrem Brotzeitteller liegt, die anderen meinen, mit der Wahl eines Tofuburgers sei der Weltrettung Genüge getan. Es ist nur deswegen leicht, das zu glauben, weil die Zusammenhänge unklar sind. Im Laden treffen wir nicht auf lebende Tiere, sondern sauber verschweißte Päckchen in den Kühlregalen, rosarotes Fleisch, bei dem alles, das an ein Lebewesen erinnert, bereits entfernt worden ist. Dem Fisch geht es nicht besser, gefroren liegt er in in der Eistruhe, sauber portioniert. Wie soll man die Verbindung zum Tier herstellen? Wer will diese Verbindung überhaupt? Als mehr oder minder hart arbeitende, dauerbeschäftigte Supermarkteinkäufer sind wir derart weit davon entfernt zu wissen, wo unsere Lebensmittel herkommen und was das mit unserer Gesundheit, der Umwelt und dem Leiden der Tierwelt zu tun hat, dass wir den Durchblick verloren haben. Wir haben wenig Ahnung, was Pflanzen und Tiere zum Leben brauchen. Und deswegen verstehen wir auch nicht, was wir selbst zu uns nehmen, wenn wir Pflanzen oder Tiere verzehren. »Nichts wissen, alles essen«, nannte es die *Zeit*.

Tatsächlich liegt das Problem nicht unbedingt in der Tatsache begründet, dass wir Tiere essen. Sondern darin, dass die meisten dieser Tiere zum Verzehr aufbereitet werden, als handelte es sich um Ikea-Regale: massenhaft, lieblos und billig. Der Schaden, den dieses Industriefleisch anrichtet, ist so überwältigend, dass in der Debatte um Schwein oder nicht Schwein eine simple, aber enorm wichtige Tatsache stets vergessen wird: Fleisch ist nicht gleich Fleisch. Tofu ist nicht gleich Tofu. Und die entscheidende Frage lautet nicht: Tier oder Pflanze? Sondern: Was macht weniger kaputt? Die Antwort ist ein wenig komplexer als die Slogans, mit denen Organisationen wie PETA werben (Platz 1 in meiner persönlichen Favoritenliste der PETA-Slogans: »Eat Meat And Die«). Aber kompliziert ist die Antwort deswegen nicht. Fleisch essen und an das Wohl anderer denken ist kein Widerspruch. Im Gegenteil. Ein bewusster Fleischkonsument kann Umwelt, Gesundheit und Klima mindestens ebenso viel helfen, wie ein Vegetarier oder sogar Veganer.

2

Auch Pflanzen müssen essen

Während der Recherchen zu diesem Buch ging ich auf eine Party bei Timm, einem Nachbarn, der im Sommer mittwochs eine große Leinwand in seinen Garten stellt und Filme zeigt, chinesische Kunstfilme meistens. Es kommen immer viele Gäste, denn der Garten ist sehr schön. Nachdem der Film zu Ende war, unterhielt ich mich mit einem Freund von Timm, der Lorenz hieß, den ich im Geiste aber Roberto getauft hatte, weil er mich mit seinem Lockenkopf und dem hageren Gesicht an den Regisseur Roberto Benigni erinnerte. Wir verstanden uns gut, und er schlug vor, demnächst gemeinsam zu kochen. Wir beide, mein Freund und seine Freundin. »Wir könnten grillen«, schlug er vor. Ich nickte begeistert. »Es müsste aber vegetarisch sein«, setzte er hinzu. Etwas in meinem Gesicht muss Zweifel verraten haben. »Ist das ein Problem?«, fragte er. Noch ein halbes Jahr vorher hätte ich bedenkenlos verneint, froh sogar, weil ich es mit einem zu tun hatte, den mehr als der eigene Appetit interessierte.

Aber so, wie die Dinge standen, fand in mir ein Kampf statt. Ich mochte Roberto, ich war müde, und ich wollte unser nettes Gespräch nicht in ein Diskussionsforum verwandeln. Aber wie das so ist, wenn man sich wirklich für eine Sache interessiert: Ich konnte nicht widerstehen. Ich atmete tief durch und fragte: »Wieso muss es unbedingt vegetarisch sein?«

Eine Stunde später ging ich nach Hause und fühlte mich einsam. Ich hatte Gespräche dieser Art schon viele Male erlebt, mal als eine, die mitdiskutierte, mal als Zuhörerin. Meine Haltung war klar gewesen, für mich selbst und andere: Fleisch war lecker, aber es zu essen, war letztlich egoistisch, primitiv, eine dieser Handlungen, an denen die Menschen noch festhielten, obwohl sie es eigentlich schon besser wussten. Ähnlich wie der Marlboro-Man mit seiner Zigarette im Licht der untergehenden Sonne an positiver Symbolkraft verloren hatte, so hatte auch das saftige Steak an Attraktivität verloren. Eine Anti-Fleisch-Attitüde gehörte für mich zu den wenigen Dingen, die noch ein erholsames, weil komplexitätsreduziertes Denken zuließen. Umso seltsamer, jetzt aus Robertos Mund meine ehemaligen Argumente zu hören.

Es gibt fünf Hauptargumente, die gegen den Verzehr von Fleisch angeführt werden: Moral (Dürfen wir töten?), Welthunger (Tiere fressen den Armen ihr Essen weg), Gesundheit (Vegetarier leben länger), Klima (Kühe rülpsen Treibhausgase) und Umwelt (z. B. Wasserverbrauch, Gülleentsorgung). Roberto hatte die Fakten alle parat, dabei war Roberto noch nicht einmal selbst Vegetarier. Aber seine Freundin war es, und er hielt sie für einen besseren Menschen. (Diese Konstellation findet man häufiger. Die meisten Vegetarier sind Frauen[18].) Ich hatte versucht, ihm zu erklären, was ich selbst gerade erst gelernt hatte. Aber je mehr ich redete, desto mehr fühlte ich, wie ich tiefer in eine Schublade hineinglitt, in der ich partout nicht sein wollte: Auf einmal gehörte ich zur Fleischlobby. Ich sagte, dass Fleisch nicht gleich Fleisch war und dass mancher Veganer erbleichen würde, wenn er wüsste, welchen Schaden seine Tofuburger anrichten können. Roberto seufzte und hob die Augenbrauen. »Pflanzen sind total anspruchslos. So eine Sojapflanze wächst auch in der Petrischale im Labor«, erklärte er geduldig.

Ich denke immer wieder an diesen Satz. Nicht, weil er völlig falsch wäre. Sondern weil mir danach einfach die Spucke wegblieb. Weil er auf verblüffende Weise zeigt, wie fremd uns unsere Nahrung ist. Wie groß die geistige Lücke zwischen dem, was wir in der Supermarkttüte und auf dem Teller haben, und den Feldern, Ställen und Schlachthäusern, wo es produziert wird. Jeder kennt die Legende, wonach von der Schokoladenwerbung verdorbene Schulkinder bei einer Befragung erklärt haben sollen, Milchkühe hätten ein lilafarbenes Fell. Die Geschichte klingt absurd, ist es aber gar nicht. Wir wissen vielleicht gerade noch, dass Kühe schwarz-weiß oder braun sind. Aber sehr viel weiter reicht es nicht. Wie auch? Von den 80 Millionen Deutschen arbeiten nur 1,3 Millionen in der Landwirtschaft.[19] Hinzu kommt eine Reihe von Experten und Wissenschaftlern, die sich ebenfalls mit dem Thema auskennen. Die überwältigende Mehrheit hat keine Ahnung, weil sie Weizenfelder, Bauern und Milchkühe bestenfalls aus der Ferne kennen (wenn sie aus dem Autofenster sehen). Uns fehlt die Erfahrung, der Zugang zu den Stellen, an denen Nahrung entsteht. Und das gilt nicht nur für Stadtbewohner. Ich bin in einem Dorf aufgewachsen und habe immerhin selbst als Kind beim Bauern Milch geholt. Die Kühe standen in einem sehr großen Stall, die Euter steckten in Melkmaschinen. Die Kälbchen saugten an meiner Jacke. So nah war ich der Quelle eines Grundnahrungsmittels nie wieder. Aber deswegen verstand ich längst nicht mehr über Milchwirtschaft als ein Stadtkind.

Natürlich können Pflanzen in einer Petrischale wachsen – bis zu dem Grad, an dem die Petrischale zu klein für sie wird. Aber das ist nicht der Punkt. Der Grund dafür, dass Robertos Satz als Anti-Fleisch-Argument völlig sinnlos ist, liegt in dem Gedanken, dass das Gemüse im Laborschälchen niemandem schadet. Die Pflanze in der Petrischale ist das Symbol für eine bessere, reinere Nahrungsmittelproduktion, der ultimative Kontrast zu dem dreckigen Geschäft der Fleischherstellung, das fett gemästete, lebende Tiere in einem blutigen Prozess zu Schnitzeln verarbeitet. Tiere werden eingesperrt, angekettet, gemästet und getötet. Pflanzen wachsen überall, sie sind anspruchslos und unbesiegbar. Sie kriechen durch die kleinsten Ritzen, brechen sogar durch Asphalt. Beim Wachsen verbrauchen sie scheinbar nur, was ohnehin reichlich vorhanden ist. Und wenn wir sie aus dem Boden rupfen, geben sie keinen Laut von sich. Es ist viel leichter, eine Sojapflanze umzumähen, als eine Kuh zu ermorden. Eine Pflanze braucht nur Licht, Luft, Erde und Wasser zum Wachsen. Und davon gibt es ja scheinbar genug.

Es sind ein paar ganz grundsätzliche Dinge, die man sich klarmachen muss, bevor man dem Glauben verfällt, Pflanzen seien anspruchslose, pflegeleichte Wesen, deren Konsum keinen Schaden anrichtet. Es sind vor allem zwei Dinge: Zum einen sind Pflanzen Lebewesen, die wachsen, atmen und konsumieren. In dieser Hinsicht sind sie uns sehr ähnlich. Auch Pflanzen müssen »essen«. Und bei ihrer Ernährung sind sie überraschenderweise wesentlich weniger pingelig als wir. Anders gesagt: Aus Pflanzenperspektive ist eine vegetarische oder gar vegane Ernährungsweise einfach absurd. Lierre Keith verweist auf die Geschichte eines Obstbaums, der Menschen aß. Sie zitiert diese Geschichte aus dem Buch »The Apple Grower« von Michael Philipps, worin ein Apfelbaum beschrieben wird, der auf der letzten Ruhestätte des Gründers von Rhode Island, Roger Williams, und seiner Frau Mary Sayles, wuchs. Beim Öffnen der Gräber stellte man fest, dass die Wurzeln des Baums in die Gräber der beiden Toten hineingewachsen waren. Sie hatten die Form der Skelette angenommen, von denen nichts mehr übrig war – der Baum hatte die organischen Überreste des Ehepaars Stück für Stück für sein eigenes Wachstum verwertet.

Andererseits haben Menschen in der Landwirtschaft für Pflanzen die Rolle der Ernährer übernommen. Um die reiche

Ernte einzufahren, an die wir uns gewöhnt haben, versorgen wir Mais- und Weizenfelder, Tomatenstauden und Beerensträucher mit Nährstoffen. Daran ist im Prinzip nichts auszusetzen. Allerdings pflegt die moderne, industrielle Landwirtschaft dabei einen Stil, der Vegetariern und Fleischessern gleichermaßen die Haare zu Berge stehen lassen dürfte. Und das noch, bevor der Metzger sein Messer angesetzt hat.

3

Der Plan des Apfelbaums

Ein Mittwochnachmittag vor einem Jahr, in meiner Wohnung. Es ist Winter und kalt, die Heizung wärmt nicht richtig, draußen nieselt es nervtötend, und ich habe Hunger. Im Gefrierschrank finde ich einen bunten Eisklumpen, der nach einigem Kratzen eine Packung Tiefkühlgemüse freilegt. Ich werfe den buntgescheckten Gemüseklotz in die Pfanne, schütte ein paar Tropfen Balsamessig in die Pfanne, alles verpampt ein bisschen, was man halt so tut, wenn nichts im Haus ist und keine Kraft zum Einkaufen da. Das Resultat ist erstaunlich lecker. Aber beim dritten Bissen lasse ich die Gabel sinken. Auf einmal frage ich mich, was ich da eigentlich esse. Möhren, Erbsen, Blumenkohl. Irgendwo gewachsen, von irgendwem geerntet, auf der Packung steht »Bio«. Hat meine Mahlzeit damit die Gewissensprobe überstanden? Welche Prozesse waren nötig, damit diese Gemüsesorten gewachsen sind und diese Form angenommen haben? Welche komplexen Zusammenhänge haben diese Pflanzen vom Acker in die Pappschachtel und auf meinen Teller gebracht? Ich habe nicht die geringste Ahnung. Mein Wissensstand ist niedriger als der einer Rentnerin mit Schrebergarten, die vielleicht keine Ahnung von Bodenkunde hat, aber immerhin weiß, was sie für ihre Pflanzen tun muss, damit sie wachsen.

Freunde von mir studieren Gartenbau und Landwirtschaft. Gemeinsam lebten wir jahrelang in einem Bauernhaus auf dem Land in der Nähe von München. Immer wieder fachsimpelten sie über Bodenlebewesen. Zum Stichwort Bodenlebewesen fielen mir auf Anhieb Maulwürfe und Regenwürmer ein. Meine gärtnernden Freunde reagierten mit Liebe und Begeisterung, wenn sich bei der Arbeit im WG-Garten auf der Gartenschaufel ein Regenwurm krümmte. Für irgendetwas waren diese dicken, rosa Schleifen gut, aber wofür? Und musste das jemand wie ich, der nicht vorhatte, jetzt oder in naher Zukunft zu gärtnern, überhaupt wissen? Ich bin niemand, der in dieser Beziehung von Natur aus sehr wissensdurstig ist. In meiner Familie gibt es zwar ein Gärtner-Gen, das bei mehreren Mitgliedern schon zu Glückszuständen beim Wühlen in der Erde und beim Radieschenrupfen geführt hat. Bei mir ist diese Liebe noch nicht ausgebrochen. Noch kaufe ich meine Lebensmittel lieber, als dass ich sie selber pflanze. Aber je mehr ich über die Konsequenzen einer fleischlichen Ernährung lernte, desto mehr begriff ich, dass man die Frage nach dem Sinn bzw. Unsinn des Fleischverzehrs nicht verstehen kann, ohne das Wesen der Pflanzen zu begreifen. Man kann diese Dinge nicht isoliert voneinander betrachten, weil sie unmittelbar und direkt miteinander verbunden sind.

Auf gewisse Weise wissen wir über Fleisch fast mehr als über Pflanzen. Bei einer Wurst aus Schweinefleisch versteht jeder, dass die Quelle ein Tier ist, und was dieses Tier ungefähr zum Leben gebraucht hat. Wir denken an Gras und Korn, an ein Dach über dem Kopf, an Wasser und Auslauf (dass fast kein Tier in der Fleischindustrie all das bekommt, steht auf einem anderen Blatt). Bei einem Päckchen Mehl ist die Sache schon schwieriger. Weizen ist eine Pflanze. Pflanzen gehören zu den ersten Lebewesen, die diesen Planeten bevölkert haben. Lange, bevor der erste Dinosaurier übers Land getrampelt ist, gab es Pflanzen. Das Besondere an ihnen ist, dass sie sich scheinbar von nichts ernähren: Sie stellen Energie aus Sonnenlicht her. Pflanzen können das. Wir nicht. Genau deswegen haben Pflanzen dieses reine, unschuldige Image. Energie aus Sonnenlicht: Was könnte schöner sein, was weiter entfernt von der Metzgertheke? Nur Pflanzen, neben ein paar Bakterien und Algen, können Photosynthese betreiben. Alle nicht-pflanzlichen Lebewesen, inklusive Menschen, sind von dieser Fähigkeit der Pflanzen abhängig. Wenn ich eine Scheibe Roggenbrot esse, nehme ich die Energie auf, die eine Roggenpflanze aus Sonnenlicht synthetisiert hat. Das Gleiche gilt, wenn auf dem Stück Brot eine Scheibe Käse oder Wurst liegt: Die Milch für den Käse, das Fleisch für die Wurst stammen von einem Tier, das entweder selbst Pflanzenfresser war oder das andere Pflanzenfresser verspeist hat. Wenn wir Pflanzen essen, verzehren wir die Energie des Sonnenlichts, die diese Pflanzen durch Photosynthese umgewandelt haben. Wenn wir Tiere essen, die Pflanzen gegessen haben, tun wir über einen Umweg das Gleiche. Ob unsere Ernährung auf Schnitzel basiert oder auf Hirseflocken: Die Energie, die wir zum Leben brauchen, ist in ihrem Ursprung nichts anderes als Sonnenlicht.

Man muss schon sehr verhärtet sein, um das nicht schön zu finden. Aber die Geschichte hat auch eine schmutzige Seite. Der Mais lebt nicht vom Licht allein. Damit die Pflanzen, die wir essen, wachsen können, müssen jede Menge Nährstoffe her. Diese stecken in der Erde.

Erde ist weit mehr als der Lehm, auf den wir beim Spazierengehen treten. Diese Erkenntnis war einer der echten Aha-Momente während meines Lebensmittel-Lernfeldzugs. Im Biologie-Unterricht habe ich das, wie so viele andere wichtige Dinge, nicht gelernt. Ich könnte sofort antworten, würde man mich heute Nacht mit einem Eimer kalten Wassers und einer der Lieblingsfragen meines Biologielehrers – »Was ist der Unterschied zwischen Befruchtung und Bestäubung?« – aus dem

Schlaf schrecken (Befruchtung ist die Verschmelzung zweier Keimzellen, Bestäubung das Übertragen der Pollen auf die Narbe). Entweder mein Biologielehrer hielt das Wissen um das Wesen der Böden nicht für relevant oder aber dieses Wissen ist in meiner Erinnerung angesichts der Biologiestunden mit echter Peinlichkeits- bzw. Angstqualität einfach verblasst (Sexualkunde, Krebszellen). Meine jahrelange Unwissenheit wäre mir unangenehm, wenn ich aus Gesprächen mit meinen Mitmenschen nicht erfahren hätte, dass eigentlich niemand so genau weiß, woraus Erde besteht. Selbst Karl Ludwig Schweisfurth, Begründer der ökologisch wirtschaftenden »Herrmannsdorfer Landwerkstätten«, schreibt in seinem Buch »Tierisch Gut«: »Ich musste ein alter Mann werden, ehe ich ansatzweise begriff, was Böden sind, was sie leisten und wie unmittelbar unser Schicksal daran hängt.«[20]

Jeder, der etwas von Nachhaltigkeit versteht, weiß, dass der Boden Schlüssel für alles ist. Für den größten Teil der Menschheitsgeschichte waren wenige Dinge für die menschliche Gemeinschaft so wichtig wie ihr jeweiliges Verhältnis zum Erdboden. Denn der war der Garant für ihre Hauptnahrungsquelle. In den letzten ein- bis zweihundert Jahren haben Landwirte die Böden verändert. Moderne Bearbeitungsmethoden haben Erosion und Nährstofffluss in der Erde umgestaltet – sowohl absichtlich als auch unabsichtlich.

Ich selbst habe den Boden nie als etwas Besonderes wahrgenommen. Er war halt die harte Kruste der Erde, auf der wir laufen. Aber je mehr ich über Ernährung lernte, desto mehr verstand ich, was jeder, der etwas über Nachhaltigkeit wissen will, lernt: Im Boden steckt das, was wir zum Leben brauchen. Man kann das gar nicht oft genug sagen. Was das betrifft, sind wir gar nicht so anders als Pflanzen. Wir brauchen Luft, Licht, Wasser und das, was der Boden hergibt.

Ausgerechnet die Böden aber leiden unter der industrialisierten Landwirtschaft, auf eine Weise, die man oft schlicht irreparabel nennen muss. Die Rede ist hier nicht von Ställen voller Schweine, sondern von Pflanzen. Denn ihr massenhafter Anbau – und das ist es, was de facto passiert – degradiert die Böden. Das gilt gerade für die großen Felder, auf denen Getreide wächst.

Erdböden sind sehr komplexe wissenschaftlich erforschte Systeme. Erde ist eine Mischung aus Luft, Wasser, toter Biomasse und lebenden Organismen. In einem Esslöffel Erde wuseln leicht mehr als eine Million dieser Tiere. Diese Lebewesen übernehmen für die Pflanze im Prinzip die gleiche wichtige Arbeit, die für Menschen unser Verdauungssystem erledigt. Sie zersetzen totes Material von Tieren und Pflanzen und bereiten es dabei so auf, dass die Pflanze Nährstoffe aufnehmen kann. Ohne nährstoffreiche Böden können Pflanzen nicht wachsen – jedenfalls nicht die Pflanzen, die wir essen, und nicht in den Mengen, die wir verbrauchen. In freier Natur sind Pflanzen in einen Nährstoffkreislauf eingebunden, der nachhaltig ist, sich also ständig selbst regeneriert. Blätter fallen, Steine verwittern, Tiere sterben, lebende Tiere hinterlassen Exkremente, Federn und Haare. Bodenlebewesen verarbeiten das tote organische Material, setzen dabei Nährstoffe frei, welche die Pflanzen wieder über ihre Wurzeln aufnehmen können.

In der industriellen Landwirtschaft ist dieses System ausgehebelt. Indem man Pflanzen auf einem Stück Land anbaut, sie erntet und anschließend wegschafft, entzieht man dem Boden Nährstoffe. Die Pflanzen haben diese während ihres Wachstums dem Boden entnommen und in die nahrhaften Samen gesteckt, die wir so lecker finden. Würde man die Pflanzen stehen lassen, gelangten die Stoffe wieder in den Boden. Auf dem Acker eines Getreidefelds bleibt aber nach der Ernte nur das Stroh zurück, im Vergleich zum eigentlichen Korn eine sehr magere Mahlzeit für die Bodenlebewesen, die den Erdboden mit ihren Zersetzungs- und Verdauungsprozessen fruchtbar halten. Sie finden schlicht kein Futter mehr. Die Erde ist immer noch da, aber sie ist nicht mehr lebendig.

Jeder Gärtner weiß, wie man dieses Problem löst: mit Dünger. Sogenannte Volldünger enthalten die Kernelemente, die alle Pflanzen zum Überleben brauchen: Stickstoff, Phosphor und Kalium. Vor allem Stickstoff ist das Zeug, aus dem Gärtnerfantasien gemacht sind, das traurige Tomaten aufweckt und Zucchini in Größenwahnsinn verfallen lässt. Stickstoff ist in der Atmosphäre reichlich enthalten, aber die meisten Pflanzen können ihn nicht aus der Luft, sondern nur aus der Erde aufnehmen. In der Natur ist die Stickstoffquelle für Pflanzen organisches Material. Kot, Urin, tote Lebewesen. In China wurden schon vor Jahrtausenden menschliche Exkremente gesammelt und auf den Feldern verteilt.[21] Deutsche Bauern verwenden unter anderem Blutmehl, Fischmehl, Fleischmehl und Hornmehl als Dünger.

Lierre Keith hatte bereits zwanzig Jahre als Veganerin hinter sich, als sie diesen Zusammenhang verstand. Erst, als Keith anfing, im eigenen Garten Gemüse anzubauen, begriff sie, dass die Ideologie, auf deren Basis sie sich schon als Teenager Milch, Eier und Honig verkniffen hatte, eigentlich auf einem Missverständnis beruhte. »In der Geschichte meines Lebens markierte der erste Bissen Fleisch nach 20 Jahren das Ende meiner Jugend, den Moment, als ich die Verantwortung des Erwachsenseins annahm. Es war der Moment, indem ich aufhörte, die grundlegende Gleichung des Daseins zu bekämpfen: Um ein Leben zu ermöglichen, musste ein anderes enden. In dieser Akzeptanz, mit allen darin enthaltenen Leiden und aller Trauer, liegt die Fähigkeit, einen anderen, besseren Weg zu wählen«, schreibt Keith.

Es klingt vielleicht esoterisch, ist aber eine sehr bodenständige Wahrheit: Die Idee, dass es eine Ernährungsweise gibt, die niemandem schadet, ja, die den Tod völlig ausklammert und nur immer wieder neues Leben schafft, ist eine Illusion. Dies gilt selbst für eine vegane Ernährungsweise, also eine, die auf alle Tierprodukte verzichtet, nicht nur Fleisch, Eier und Milch, sondern auch Honig und Leder. Selbst eine fruktarische Diät, also eine, die selbst den Schmerz gemähten Weizens in Betracht zieht, und nur erlaubt, was Pflanzen scheinbar freiwillig »geben«, ist keine Ausnahme. Obst- und Nussbäume lassen ihre Früchte nicht fallen, weil sie Menschen und Tieren ein Geschenk machen wollen. Sie tun es, um ihre Samen zu verbreiten. Das schmackhafte Fruchtfleisch dient als Lockmittel für hungrige Esser, sie sind das Mittel, Fortpflanzung der Zweck. Der Plan des Apfelbaums sieht vor, dass Tier oder Mensch seine Frucht essen und anschließend die Samen in einem nahrhaften Fäkalienhaufen an einem anderen Standort säuberlich deponieren. Sein Plan ist nicht, dass die Kerne seiner Früchte im Müll landen. Genau das passiert aber, wenn ein Mensch einen Apfel isst. Selbst wenn er die Restfrucht anschließend in den Biomüll wirft, tut er dem Apfelbaum keinen Gefallen. Oder hat schon einmal jemand einen Apfelbaum in einer Biotonne wachsen sehen?

Wer schon einmal das zweifelhafte Vergnügen hatte, im Wald oder Garten einer Tauben- oder Maulwurfsleiche zu begegnen, weiß, wie dergleichen aussieht. So ein Kadaver ist für Bodenlebewesen, Würmer, Insekten und Bakterien ein Festmahl. Und damit auch für die Pflanzen, die in der Nähe der Tierleiche wachsen. Nicht besonders appetitlich. Aber nur, solange man aus einer anthropozentrischen Perspektive denkt. Genau das aber tun die vielen wohlmeinenden Menschen, die das Internet mit Beiträgen vollschreiben, in denen diskutiert wird, welche Lebensmittel und Kosmetika ohne Tierprodukte hergestellt werden. Sie gehen dabei mit einer bewundernswerten Gründlichkeit vor: Alles wird infrage gestellt, von der Zitronensäure im Fertigpudding bis zu den Milchsäurebakterien im Sojajoghurt. »Sind Bakterien Tiere, die leiden, wenn wir sie essen? Oder beuten wir sie aus, wenn wir (Soja-)Joghurt essen, der ohne sie nicht entstanden wäre?«, fragt die Userin Lunamama.[22] Und die Veganerin Jessi Stafford warnt vor Seidenunterwäsche, da diese unter Ausbeutung von Seidenwürmern hergestellt würde.[23] Mit vereinten Kräften versuchen diese Menschen, alles Tierische aus ihren Körpern zu verbannen. Und übersehen dabei die einfache Tatsache, dass das Gemüse und Getreide in ihren veganen Currys und Dinkelburgern ebendiesen strengen Maßstäben niemals gerecht werden können. Dieser Logik entsprechend wäre selbst ein Salat aus Biomöhren eine Manifestation menschlicher Ausbeutung: Immerhin ist das Gemüse in der Erde gewachsen, in der hart arbeitende Bakterien geschuftet haben. Man kann den Verfasserinnen dieser Beiträge ihr Unwissen nicht wirklich vorwerfen. Aber jemand, der nicht weiß, wovon sich die Lebewesen ernähren, die er selbst verspeist, kann nicht glaubhaft für eine bestimmte Ernährungsweise eintreten. Tatsache ist: Die Nahrungskette ist nicht politisch korrekt. Sie folgt einer ebenso einfachen, wie genialen Logik: Tod und Leben sind keine Widersprüche, sie ergänzen einander. Anders gesagt: Ich mag Vegetarier sein. Mein Maiskolben ist es ganz sicher nicht.

Mein erster Reflex, als ich anfing, das zu begreifen, war totale Abwehr. Ich wollte das nicht wissen. Ich wollte bei der Logik bleiben, die für mich intuitiv Sinn ergab – wer keine Tiere ausbeutete, vermied Schmerz auf ganzer Linie. In den USA werben vegane Produkte gerne mit der Botschaft »Cruelty-free«. Gemeint ist, dass keine Tiere für die Produktion ausgebeutet werden. Denn aus veganer Sicht werden Tiere automatisch ausgebeutet, wenn man ihre Produkte konsumiert. Es gibt gewaltfreien Vanillepudding und gewaltfreie Brotaufstriche. Cruelty-Free: Ein Siegel, das ich gerne auf mein ganzes Leben geklebt hätte. Es ist nicht leicht, es aufzugeben.

Vegetarismus war für mich nie das höchste Ziel, letztlich wollte ich mich ganz ohne Tierprodukte ernähren. Einige Monate lang habe ich das sogar durchgehalten. Jede Form des Verzichts ist auf ihre Art lehrreich, und auch mein Veganertum war eine interessante Erfahrung. Da ich mich für Fragen der Ernährung begeistere, kochen kann und gerne experimentiere, war es noch nicht einmal sehr schwer. Ich lernte, aus Nuss- und Mandelmus cremige Saucen zu rühren, Käse durch Hefeflocken zu ersetzen und aus Weizenmehl Seitan herzustellen, neutral schmeckende Klumpen aus Weizeneiweiß, die jede Art von Geschmack aufsaugen können und im Gegensatz zu Tofu sogar eine kaubare Konsistenz annehmen. Je nach Zubereitungsweise schwankt die Textur zwischen zartestem Kalbfleisch und Gehirnmasse. Meine Familie bekam an einem der Weihnachtsfeiertage ein Seitan-Bourguignonne kredenzt, die Fleischesser waren sehr angetan. Wenn Seitan-Bourguignonne allein die Welt retten könnte, wäre ich mit Freuden dabei.

Genau das ist allerdings mehr als fraglich. Sicher: Wenn die gesamte Erdbevölkerung von heute auf morgen auf Fleisch, Milch und Seidenunterwäsche verzichten würde, hätte dies einen positiven Effekt auf die Umwelt. Aber letztlich würde dieser Schritt die Zerstörung unserer Lebensgrundlage nicht verhindern, sondern nur verlangsamen. Was der Umwelt zu schaffen macht, ist das System der Nahrungsmittelproduktion, an das wir uns gewöhnt haben. Anders gesagt: Die Wurzel des Problems ist nicht die Tatsache, dass wir Fleisch essen. Sondern, dass der weitaus größte Teil unserer Lebensmittel nicht nachhaltig produziert wird. Innerhalb des bestehenden Systems haben Soja und Rostbratwurst das gleiche Problem.

4

Brot aus der Luft

Ich will hier nicht die Schrecken der Massentierhaltung und -schlachtung aufzählen. Nicht, weil es diese Schrecken nicht geben würde oder weil sie nicht relevant wären. Im Gegenteil. Aber diese Bücher sind bereits geschrieben worden. Man kann es kurz zusammenfassen: Die Massenschlachterei, die endlosen Fleischberge, das muss aufhören. Im Grundsatz ist es tatsächlich so einfach. Wer sich ein genaues Bild machen möchte, kann entsprechende Informationen überall finden. Jonathan Safran Foers Buch »Tiere essen« – das übrigens völlig zu Unrecht als Vegetariermanifest verstanden wird[24]– ist dafür eine sehr gute, wenn auch sehr verstörende Quelle.

In diesem Buch geht es um etwas anderes. Man kann nicht beurteilen, welches Essen man auf seinem Teller haben will, wenn man nicht weiß, wo es herkommt. Und erst, wenn man die Zusammenhänge begreift, kann man verstehen, dass eine reine Pflanzendiät nicht die einzig mögliche Art einer friedlichen Ernährungsweise darstellt.

Als Teenager war ich eine Zeit lang süchtig nach dem Spiel »SimFarm«. Meine beste Freundin besaß einen Computer, damals noch eine wilde Sache, der im Keller ihrer Eltern stand. Ich tat so, als käme ich zum Spielen im Garten, aber bei der ersten Gelegenheit zerrte ich meine Freundin vor den Computer. In »SimFarm« besaß ich einen virtuellen Bauernhof. Ackerbau funktioniert in diesem Spiel so: Nimm ein Stück Land, pflüge es um, säe Pflanzensamen. Dann kippe ordentlich Chemie auf die Felder: Fungizide, Herbizide, Pestizide und natürlich Dünger. Per Mausklick ließ ich sie über meine Felder sprühen. Bioanbau war in »SimFarm« kein Thema. Waren die Pflanzen groß genug, kamen Ernte und Verkauf. Anschließend ging das Ganze von vorne los: Nimm ein Stück Land …

Die Realität der modernen, konventionellen Landwirtschaft sieht dem Spiel erstaunlich ähnlich. Ihr leitendes Prinzip geht auf den Gießener Chemiker Justus von Liebig zurück, den man mit einiger Berechtigung als den Begründer der modernen Landwirtschaft bezeichnen kann. Liebig beschäftigte sich mit einer Frage, die schon spätmittelalterliche Alchimisten zu lösen versucht hatten: Wie konnte man künstlich die Erträge in der Landwirtschaft steigern?[25]Die Ergebnisse seiner langjährigen Forschungen auf dem Gebiet der Pflanzenernährung fasste er so zusammen: »Als Prinzip des Ackerbaus muss angesehen werden, dass der Boden in vollem Maße wieder erhalten muss, was ihm (mit dem Erntegut) entnommen wurde.«

Kurzer Exkurs in die Geschichte: In den Anfängen des Ackerbaus war diese Frage noch völlig irrelevant. Ein Mensch, der Getreide anbauen wollte, tat dies auf einem Stück Land so lange, bis der Acker nichts mehr hergab, weil der Boden erschöpft war, also keine Nährstoffe mehr enthielt. Dann arbeitete er mit einem neuen Feld weiter. Es war ja genug Land da. Als das Land knapper wurde, weil die Zahl der Menschen wuchs, lernten Bauern, ihre Felder nicht jedes Jahr zu bepflanzen, sondern immer wieder brachliegen zu lassen, damit der Boden sich erholen konnte. Auf dem brachliegenden Feld wuchs Gras und diente damit als Viehweide, was einen doppelten Nutzen hatte: Zum einen wurde das Vieh satt, zum anderen ließen die Tiere auf der Weide ihre Exkremente fallen und gaben dem Boden auf diese Weise Nährstoffe und Fruchtbarkeit zurück. Der Boden gewann dadurch zwar nicht an Nährstoffen hinzu – die Tiere gaben ihm über ihre Exkremente nur zurück, was sie ihm vorher genommen hatten –, aber er verlor auch keine Nährstoffe. Hinzu kam das Prinzip der Fruchtfolge, also jener Anbauweise, wonach auf einem Feld nicht jedes Jahr die gleichen, sondern verschiedene Pflanzen über mehrere Jahre hinweg in einer bestimmten Reihenfolge angebaut wurden. Bei dieser Form des Ackerbaus entziehen die Pflanzen einerseits dem Boden Nährstoffe, sie werden ihm aber andererseits durch die Fruchtfolge auch wieder zurückgegeben. Tiermist, Fruchtfolge und Brache waren die Mittel, mit der die vormoderne Landwirtschaft die Böden fruchtbar hielt.

Die Methode hatte jedoch, aus Konsumentensicht zumindest, einen großen Nachteil: Da der Bauer sich an die natürlichen Prozesse von Pflanzenwachstum und Bodengesundheit anpassen musste, war die Ernte, die er einfahren konnte, im Vergleich zu heutigen Erträgen sehr gering. Anfang des zwanzigsten Jahrhunderts war das ein gewaltiges Problem. Die Erträge konnten nur langsam gesteigert werden – und hielten nicht Schritt mit der wachsenden Bevölkerung. Ja, die Notwendigkeit, größere Ernten einzufahren, war nach Ansicht mancher Forscher vermutlich einer der wichtigsten Gründe für Kriege: Als die europäischen Äcker ausgeschöpft waren, begann die Eroberung und Kolonisierung der Welt.[26]

In einem Zeitraum von nur hundert Jahren war bis Anfang des zwanzigsten Jahrhunderts die Zahl der Menschen um mehr als das Doppelte gewachsen, es wurden dringend mehr Lebensmittel gebraucht, also höhere Erträge in der Landwirtschaft.[27] Man war sich bereits darüber im Klaren, dass künstlicher Dünger das Problem lösen konnte, bevor man wusste, wie man ihn herstellen sollte. Justus von Liebig entwickelte den Fünf-Kugel-Apparat, mit dessen Hilfe er und seine Schüler analysierten, aus welchen Stoffen Pflanzenteile und Tierorgane zusammengesetzt waren. Um 1830 fing Liebig an, darüber nachzudenken, wie seine Forschung in die landwirtschaftliche Praxis umgesetzt werden konnte. Er wusste, welche Stoffe Pflanzen aus der Erde zum Aufbau ihrer Substanz entnahmen, was der Boden also bei der Ernte verlor, und suchte nach einer Methode, diese Stoffe zu ersetzen. Liebig trat für eine Mineraldüngung ein, welche die aufwendige Bodenpflege überflüssig machen sollte. Er ging von dem schlichten Grundsatz aus, dass ein Erdboden, dem der Ackerbau Nährstoffe entzogen hatte, diese Nährstoffe wieder zurückerhalten musste. Statt die langsamen Kreisläufe der Natur zu nutzen, würde der Mensch dem Boden die nötigen Stoffe direkt zuführen. Liebig selbst enwickelte dafür einen Phosphatdünger. Der Durchbruch zur modernen Landwirtschaft kam aber erst, als die Wichtigkeit von Stickstoff erkannt wurde.

Stickstoff ist nicht nur für Pflanzen wichtig, sondern für alle Lebewesen. Der amerikanische Journalist und Lebensmittel-Experte Michael Pollan schreibt in seinem Blog: »Alles Leben hängt von Stickstoff ab … Die genetischen Informationen, die das Leben ordnen und aufrechterhalten, ist in Stickstoff-Tinte geschrieben.«[28] Das ist nicht übertrieben. Stickstoff ist für die Grundbausteine des Lebens, Aminosäuren, Proteine und Nukleinsäuren (also auch Desoxyribonukleinsäure, kurz: DNA) essenziell.

Stickstoff ist reichlich vorhanden: Unsere Atemluft besteht zu fast 80 Prozent daraus. Das klingt praktischer, als es ist. Mit Luftstickstoff können die meisten Pflanzen, die wir essen, nichts anfangen. Sie ziehen ihn aus dem Boden. Stickstoffarme Böden sind unfruchtbar. Landwirte hatten ursprünglich nur zwei Möglichkeiten, ihn in die Erde einzubringen: Sie konnten Hülsenfrüchte pflanzen, die Stickstoff aus der Luft aufnahmen und mit

Hilfe von Bakterien im Boden fixierten, oder sie konnten die Felder mit Mist von Tieren düngen. Beide Methoden funktionierten, aber sie kosteten Zeit, und der Ertrag war begrenzt.

Deswegen war es ein echtes Jahrhundertereignis, als der Berliner Chemieprofessor Fritz Haber Anfang des 20. Jahrhunderts beim kaiserlichen Patentamt ein Verfahren zur synthetischen Herstellung von Ammoniak anmeldete. Ihm war es gelungen, aus Luftstickstoff und Wasserstoff Ammoniak herzustellen. Ammoniak ist das, was in öffentlichen Toiletten stinkt, ein Molekül aus Stickstoff und Wasserstoffatomen. Es ist die Grundlage für die Herstellung von Mineraldünger. Und ohne die Ammoniaksynthese sähe die heutige Welt der des frühen 20. Jahrhunderts sehr viel ähnlicher.

Fünf Jahre nach Habers Patent entwickelte Carl Bosch im Auftrag der BASF die Habersche Idee weiter. Das Ergebnis, das Haber-Bosch-Verfahren, diente zunächst vor allem den Kriegsherren während des Ersten und Zweiten Weltkriegs: Ammoniak wurde zur Herstellung von Schießpulver und Sprengstoff genutzt. Krieg ist nicht gerade das, was man mit golden wogenden Weizenfeldern verbindet. Aber auch in den USA war der Zweite Weltkrieg der Ausgangspunkt für den Siegeszug des chemischen Düngers: Nach 1945 kippte man das überschüssige Ammoniumnitrat (eine Verbindung aus Ammoniak und Salpetersäure), das für Sprengstoff hergestellt worden war, als Dünger auf die Felder. Die Entwicklung der chemischen Düngerindustrie in den USA basierte letztlich auf dem Bemühen der Regierung, ihre Restbestände aus dem Zweiten Weltkrieg loszubringen. (Ähnliches gilt übrigens auch für Pestizide, die ursprünglich auf die Entwicklung von Kampfgas zurückgehen.) Schwerter zu Pflugscharen also, im (fast) wörtlichen Sinne.

Das Haber-Bosch-Verfahren setzte eine Revolution in der Landwirtschaft in Gang. Bis zu seiner Erfindung bestimmte das

Land selbst, also die Qualität des Bodens mit seiner Nährstoffdichte und seine Fähigkeit sich zu regenerieren, die Größe der Ernten. Mit der Synthese von Ammoniak aus Luftstickstoff und Wasserstoff gelang es Fritz Haber, die Stickstoffvorräte der Luft anzuzapfen. So wurden sie für die chemische Industrie nutzbar und konnten via Kunstdünger in die Nahrungskette eingespeist werden. Der wunderbare Trick des Mineraldüngers besteht darin, dass er die endliche Ressource Stickstoff, die im Boden von Natur aus eben nur begrenzt vorhanden ist, in einen unendlichen Erntesegen verwandelt: In der Luft ist Stickstoff ja in unbegrenzter Menge vorhanden. Der neue Dünger machte Landwirte unabhängig von den natürlichen Prozessen, die die Erde fruchtbar halten. Der Dünger war buchstäblich »Brot aus Luft«, wie es in der Laudatio zum Chemie-Nobelpreis hieß, den Haber 1918 bekam.

Von da an änderte der Charakter der Landwirtschaft sich grundlegend und rasend schnell. Die alten Methoden galten als überholt, die Natur wurde kurzerhand an die Bedürfnisse des Menschen angepasst. Die Folge war ein bis dahin ungekannter Überfluss.

Riesige Ernten wurden möglich und damit riesige Überschüsse. Die alte Landwirtschaft schien passé. Mineraldünger wirkte nicht nur effizienter, sondern auch schneller als organische Mittel. Während Mist, der auf den Acker ausgebracht wird, erst über den Verarbeitungsprozess der Bodenlebewesen für Pflanzen verfügbar wird, steht Mineraldünger sofort bereit. Man kann ihn einfach in die Erde einarbeiten. Dazu ein Regenguss, und das Buffett für die Pflanzen ist eröffnet.

So weit die gute Nachricht. Die schlechte Nachricht lautet, dass Mineraldünger das Bodenleben nicht fördert und auch nicht den Boden verbessert. Es ist ein ähnlicher Effekt wie beim Menschen, der einen zuckrigen Schokoladenriegel isst. Die Verdauung muss nicht lange arbeiten, der Körper bekommt sofort Energie zugeführt.

In mancher Hinsicht ist das ein Grund zum Feiern, in anderer eher einer zum Weinen. Mineraldünger hat Hungersnöte in Europa zur Geschichte gemacht und einen Prozess gewaltigen Überflusses in Gang gesetzt. Fruchtbarkeit war säckeweise zu kaufen. Dank des Düngers sind unsere Nahrungsmittel sehr billig geworden, nur noch wenige von uns müssen sich tatsächlich mit ihrer Erzeugung beschäftigen. (Städte in der Größe, wie wir sie heute kennen, wären anders nicht möglich gewesen.) Regionen, die von der Agrarrevolution des 20. Jahrhunderts erreicht wurden, steigerten ihre Flächenerträge mit Hilfe von Kunstdünger um das Zehnfache.[29] Allein die Weizenproduktion hat sich im Laufe des letzten halben Jahrhunderts weltweit verdreifacht.[30] Europäische Landwirte hatten die Ernteerträge einst im Laufe eines Jahrhunderts verdoppelt, nun vervierfachten sie diese in der Hälfte dieser Zeit. Zwischen 1950 und 1980 versiebzehnfachte sich aber auch der Verbrauch an künstlich hergestelltem Stickstoffdünger.[31] Und weil wir sind, was wir essen, hat jedes zweite Stickstoffatom in unseren Körpern ein Haber-Bosch-Verfahren durchlaufen.[32] Der kanadische Energieexperte Vaclav Smil schätzt, dass fast die Hälfte der Lebensmittel, die seit 1950 hergestellt worden sind, und mehr als zwei Drittel des Zuwachses an Menschen eine direkte Folge der Erfindung von Mineraldünger sind.[33]

Mit dem Füllhorn-Effekt der Landwirtschaft begann allerdings auch so mancher Ärger.

5

Ein Schluck Erdöl mit jedem Bissen

Gemüse ist ein echtes Wohlfühl-Lebensmittel. Es sieht hübsch aus, es ist gesund. Man muss sich schon sehr anstrengen, um von Gemüse dick zu werden. Und es ist definitiv einfacher, eine Tomate zu pflücken, als ein Rind umzulegen. Auch für die Umwelt ist der Griff nach der Tomate besser. Rohes Gemüse schneidet in Sachen Energieeffizienz generell viel günstiger ab als Fleisch. Energie lässt sich in Kalorien messen, was sehr sinnvoll ist, wenn man über Nahrung spricht. So werden Vergleiche möglich: Misst man also den Aufwand der Nahrungsmittelproduktion in Kalorien, ist konventionell produziertes Fleisch extrem ineffizient – die Energiebilanz fällt negativ aus. Pro 100 Kalorien, die man in die Produktion von Rindfleisch steckt, bekommt man Fleisch im Wert von sechs Kalorien. Äpfel dagegen landen mit 110 Kalorien auf der Ergebnisseite im Plus, eine 100-Kalorien-Investition in den Anbau roher Sojabohnen ergibt sogar 415 Kalorien. Wenn man das in Treibhausgase umrechnet, entspräche der Wechsel von einer auf Fleisch basierenden Ernährung zu einer, die ausschließlich auf Pflanzen beruht, dem Wechsel vom Geländewagen zum normalen Mittelklasseauto.[34]

Energietechnisch wäre also klar, was wir uns auf die Teller packen sollten. Nur kann sich leider kein normaler Mensch nur von Äpfeln und rohen Sojabohnen ernähren. Jeder Mensch braucht Proteine. Und von rohen Sojabohnen, theoretisch eine gute Eiweißquelle, roh aber unverdaulich, hat man im besten

Fall nicht viel, im schlimmsten Fall entsetzliche Bauchschmerzen. Man muss die Bohnen also verarbeiten. Wenn man in die Regale von Bioläden und mittlerweile auch normalen Supermärkten guckt, sieht man, dass gerade Sojaprodukte gerne als Fleischersatz genommen werden: in Form von Sojaschnitzeln, Tofuburgern, Sojawurst – und Käse. Der Energievorteil der rohen Sojabohne aber verschwindet, wenn die Bohnen stark verarbeitet werden. Das gilt nicht nur für Tofuburger (die ja auf Sojabasis hergestellt werden), sondern auch für andere pflanzliche Eiweißquellen, also etwa Linsen, Erbsen, Bohnen und Getreide. Den Energieaufwand für die Herstellung von Seitan, also Weizeneiweiß, kann ich aus eigener Erfahrung bezeugen: Um einen kleinen Klumpen Seitan herzustellen, steht man mehrere Stunden in der Küche, während derer man Weizenmehl mit Wasser zu Teig knetet, diesen ruhen lässt, dann sehr lange unter fließendem Wasser auswäscht, das Ganze in Wasser kocht, den entstehenden Klumpen schließlich mariniert (es soll schließlich auch nach etwas schmecken) und ihn erst dann in das eigentliche Gericht einarbeitet. Das macht Spaß und erinnert an Sandkästen und Schlammburgen. Aber effizient ist es nicht. Gidon Eshel, selbst Veganer und Geophysiker am amerikanischen Bard College, hat dazu ein paar interessante Rechnungen aufgestellt. Seiner Meinung nach ist der Verzehr der meisten Pflanzenburger energetisch ähnlich sinnvoll wie ein Schuss in den eigenen Fuß.[35] Und eine Studie des Swedish Institute for Food and Biotechnology hat 2009 herausgefunden, dass zwar Erbsen energetisch günstiger herzustellen sind als Schweinefleisch, die Energiekosten beider Lebensmittel in Burgerform jedoch fast gleich ausfallen. Stark verarbeitete Produkte sind einfach keine gute Idee.

Nun muss natürlich niemand Erbsenburger essen. Eier und Käse sind auch gute Eiweißlieferanten. Leider schneiden sie laut

Gideon Eshels Rechnung nicht viel besser ab als Rindfleisch: Eier liefern pro 100 investierter Kalorien nur elf Kalorien im Ergebnis, bei Milch sind es knapp 21. Für Käse, der ja nichts anderes ist als verarbeitete Milch, dürfte die Bilanz noch schlechter ausfallen.

Aber selbst dann, wenn man auf Eier, Milch und Tofu verzichtet und nur noch Linsen und Bohnen isst, um seinen Proteinbedarf zu decken, kann man nicht reinen Gewissens sein. Denn auf Kohlenhydrate lässt sich schlecht verzichten. Wer satt werden will, isst sie: isst Brot, Nudeln und Reis. Zusammengenommen nehmen Getreide– und Sojafelder etwa 40 Prozent der weltweiten Anbaufläche ein. Diese Pflanzen sind, im Gegensatz zu dem, was die Schwarz-Weiß-Logik mancher Anti-Fleisch-Debatte zu suggerieren scheint, keine unschuldigen, gewaltfreien Lebensmittel. Erst recht nicht, wenn sie, wie fast alles, was in den Gemüseregalen von Supermärkten liegt, konventionell angebaut werden.

Wenn wir an Getreideanbau denken, assoziieren die meisten von uns Bilder aus Kinderbüchern: wogende Felder, ein Traktor hier und da, eine Vogelscheuche, die zwischen goldenen Ähren steckt. Mit der Realität hat das wenig zu tun. Früher waren Höfe Selbstversorgerbetriebe, die fast alles, was sie brauchten, selbst produzierten und verwerteten. Die Pflanzen, die der Bauer anbaute, dienten teils den Menschen als Nahrung, teils als Saatgut für die nächste Ernte, teils den Hoftieren als Futter. Die Tiere wiederum lieferten Mist, Arbeitskraft und Fleisch. Der Nährstoffkreislauf war geschlossen, die Böden blieben fruchtbar. Die Entwicklung unserer urbanen Lebensweise hat das gründlich geändert. Heute treten die Nährstoffe, welche via Maisfeld und Weizenacker aus dem Boden gezogen wurden, eine weite Reise Richtung Städte an, wo urbane Supermarktkunden, die niemals auch nur einen Stängel Hafer gepflückt haben, sie in Form von

Pasta, Brot und Cornflakes verzehren (und dabei auch noch jede Menge Abfall produzieren). Produziert wird auf dem Land, gegessen wird – weltweit mehr und mehr – in der Stadt. Zurück bleiben Böden und Landwirte, die den Nährstoffverlust auf ihren Äckern irgendwie wettmachen müssen.[36] Und das tun sie, in fast jedem Fall, mit Mineraldünger.

In Sachen Ertrag ist das sehr effizient – ein mit Mineraldünger behandelter Acker liefert reiche Ernten –, in fast jeder anderen Hinsicht aber sehr problematisch. Die industrielle Landwirtschaft, welche die scheinbar friedlichen Pflanzen herstellt, auf denen eine vegetarische Ernährung basieren muss, wenn sie ausgewogen sein soll, hat riesige, komplexe Wirkungen auf Umwelt und Wirtschaft. Ja, sie ermöglicht es, sehr viel Nahrung sehr billig herzustellen. Aber die tatsächlichen Kosten dieser Praxis liegen weit höher, als das Paket Mehl für 39 Cent beim Discounter suggeriert. Denn die tatsächlichen Kosten können nicht am Preisschild abgelesen werden.

Reis, Mais, Soja, Weizen und Gerste, die Getreidesorten also, die die Menschen in Form von Brot, Frühstücksflakes, Fleischersatz und Sättigungsbeilage massenweise futtern, verschlingen unendliche Mengen an Ressourcen. Also einerseits fruchtbaren Boden, auf dem vor allem die wichtigsten Pflanzen, Getreide und Soja, in Monokultur und unter Einsatz von chemischen Hilfsmitteln angebaut werden, bis selbst die nährstoffreichste Erde nur noch aus toten Krümeln besteht. Andererseits Energie. Denn die Atmosphäre gibt ihren Stickstoff, der die reichen Ernten möglich macht, nur scheinbar kostenlos her. Damit das Haber-Bosch-Verfahren sein fast schon biblisches Luft-zu-Brot-Wunder vollziehen kann, müssen große Mengen Energie investiert werden. Kurz gesagt, wird aus einem Gasgemisch aus Stickstoff und Wasserstoff mit Hilfe eines Katalysators unter Einfluss von großem Druck und starker Hitze Ammoniak gewonnen. Das erfordert große Mengen Elektrizität und Rohstoffe wie Kohle, Erdöl oder Erdgas. Ohne die Entwicklung der Erdölindustrie wäre die Düngerindustrie in ihren Kinderschuhen stecken geblieben. Das mag nebensächlich klingen, ist auf den zweiten Blick aber *der* Schlüssel zum besseren Verständnis der Vegetarismusdebatte. Denn ein Kilogramm Stickstoff in Düngerform schluckt das energetische Äquivalent von einem Liter Erdöl.[37] Etwa 100 Millionen Tonnen Stickstoff werden jährlich für Dünger fixiert.[38] Und das ist noch längst nicht alles. Auch die Herstellung von Pestiziden und natürlich die von Treibstoffen, die Traktoren und Erntemaschinen antreiben, verbraucht Energie. Insgesamt hat die Industrialisierung der Landwirtschaft den Verbrauch der Energie im Vergleich zur traditionellen Landwirtschaft verfünfzigfacht – in den extremsten Fällen sogar verhundertfacht. Man kann es auch drastischer formulieren, wie der Geologe Dale Allan Pfeiffer in seinem Buch »Eating Fossil Fuel«: »Wir essen, buchstäblich und in einem sehr realen Sinn, fossile Brennstoffe.«[39] Und Albert Bartlett von der University of Colorado definiert Landwirtschaft gleich trocken als »die Verwendung von Land, um Erdöl in Lebensmittel umzuwandeln«[40]. An alle, die Getreide für gewaltfrei halten: Was war noch gleich so politisch korrekt an Erdöl?

In der Diskussion um Fleisch ist stets von massivem Energieaufwand und Emissionen die Rede. Es stimmt ja – gilt aber zum einen nur für Industriefleisch. Zum anderen hat auch das gute alte Butterbrot Dreck am Stecken. Nicht nur die Fleischindustrie, sondern die industrielle Landwirtschaft in ihrer Gesamtheit zapft ein Energiedepot des Planeten an, das sich in Millionen von Jahren gefüllt hat – und wenn es leer ist, gibt es vorerst keinen Nachschub mehr. Fast alle Lebensmittel werden heute auf Basis von Pflanzen hergestellt, die mit Hilfe von Mineraldünger gewachsen sind. Hans Herren vom Millennium Institute in Arlington, Virginia, und Kopräsident des Weltagrarberichts, hat es auf den Punkt gebracht: »Die industrialisierte Landwirtschaft ist bankrott, sie braucht mehr Energie, als sie produziert. Mit dem Auslaufen von fossiler Energie, der Basis für Kunstdünger und Agro-Chemikalien, wird sie in fünfzig bis hundert Jahren absterben.«[41]

Absterben. Das klingt nicht schön, und das ist es auch nicht. Denkt man diesen Gedanken zu Ende, kommt man zu folgendem Schluss: Wir stehen, in nicht allzu ferner Zukunft, wieder vor einem ähnlichen Problem, das die Menschen Anfang des zwanzigsten Jahrhunderts hatten. Jenem Problem nämlich, das die Erfindung des Kunstdüngers scheinbar gelöst hatte. Damals hingen volle Bäuche von der Verfügbarkeit von Stickstoff ab – nun hängt die Verfügbarkeit von Stickstoff an der Energieversorgung. Der scheinbar unendliche Vorrat an Brot aus der Luft geht einem sehr realen Ende entgegen. Denn ohne Energie lösen sich die Lebensmittel, die unsere Supermarktregale heute füllen, buchstäblich in Luft auf. Nicht nur das: Die Preise für Mineraldünger, und damit die unserer Nahrungsmittel, sind aufs Engste mit den Kosten für Energie verbunden. Steigt der Preis für Energie, werden Dünger und Pestizide teurer – und damit auch unsere Mahlzeiten. Das wird auch dann passieren, wenn wir uns alle für den Rest unseres Lebens von Toast mit Margarine ernähren. Fleischverzicht kann das Problem nur vertagen.

Ja, das sind schlechte Nachrichten. Aber noch kein Grund, alle Sorgen mit einem Ist-sowieso-schon-alles-egal-Seufzer in der nächsten Wurstbuden-Fritteuse zu ersäufen.

Es geht auch anders.

6

Grüner wird's nicht

»Wir leben vegan und fordern eine Umstellung auf ausschließlich pflanzlichen Anbau, also auch keine tierischen Düngemittel, keinen Mist und keine Gülle, keine in der biologisch-dynamischen Landwirtschaft üblichen Düngemischungen mit Tierbestandteilen. Selbstverständlich ist für uns, dass dabei die konventionellen, chemischen Mittel ausgeschlossen sind«, schrieb mir der deutsche Zweig von PETA als Antwort auf meine Frage, wie sich eine der größten Tierschutzverbände der Welt eine bessere Landwirtschaft vorstellt.

Ausschließlich biologisch-veganer Anbau: Faktisch bedeutet dies, dass PETA auf Nahrungsmittel verzichten möchte. Rein pflanzlicher Anbau klingt gut, ist aber nach dem heutigen Stand der Forschung nicht realistisch – zumindest nicht im großen Stil. Für einen kleinen Kreis von Menschen kann das funktionieren, aber nicht für die Weltbevölkerung. Der Ertrag ist nicht groß genug. Und es ergibt auch einfach keinen Sinn. Alle Menschen pflanzlich zu ernähren, bei einem völligen Verzicht auf Tiere – das kann nur klappen, wenn die Bauern Mineraldünger auf ihre Äcker kippen. Das aber wird nur der Hälfte des PETA-Anspruchs gerecht. Vegan: ja. Ökologisch: nein.

Ohne Mithilfe von Tieren würde die biologische Landwirtschaft, wie wir sie heute kennen, komplett wegfallen, da Biobauern keinen Mineraldünger verwenden dürfen. Mit Mineraldünger wiederum ist eine effiziente, vegane Landwirtschaft zwar möglich – sie ist allerdings auf fossile Brennstoffe angewiesen. Diese Rohstoffe aber sind, wie wir wissen, begrenzt – eine nachhaltige Lösung sieht anders aus. Hinzu kommt, dass der Kunstdünger nicht auf den Feldern bleibt, sondern auch die Gewässer belastet. Das ist kein kleines Problem. Auch sauberes Wasser ist eine Ressource, die immer knapper wird. Landwirte bringen meistens mehr Dünger auf den Feldern aus, als die Pflanzen aufnehmen können. Der Überfluss landet in natürlichen Wasservorkommen, in Grundwasser, Flüssen und Seen. Abgesehen davon, dass es den Gewässern und ihren Lebewesen schadet, kann der Düngerüberschuss so auch ins Trinkwasser gelangen.[42] Manche Gewässer sind um das Fünfzehnfache des natürlichen Niveaus mit Stickstoff überdüngt.[43] Zum anderen setzen mit Stickstoff überdüngte Böden Lachgas, ein potentes Treibhausgas, frei. Nach konservativen Schätzungen beträgt der Anteil der Landwirtschaft an den gesamten Treibhausgasemissionen etwa 13 Prozent, wovon etwa ein Sechstel der Mineraldüngung zugeschrieben werden kann.[44] Nicht nur Kühe mit Methan-Flatulenz tragen zum Klimawandel bei, sondern auch die schönen, wogenden Mais- und Weizenfelder, die wir am Autofenster vorbeiziehen sehen und von deren Böden Treibhausgase aufsteigen.

A propros schöne Aussicht: Ohne Ackerbau sähe Deutschland heute deutlich anders aus. Mehr als die Hälfte der Fläche der Bundesrepublik wird landwirtschaftlich genutzt. Und industrieller Ackerbau ist kein Idyll. Er funktioniert, indem man natürliche Ökosysteme, etwa Wälder und Graslandschaften, verdrängt. Bäume werden gerodet, Böden umgepflügt. Das heißt zum einen, dass wir heute nur noch einen Bruchteil der Natur zu sehen bekommen, die es früher gab. Zum anderen sind die nackten Böden dem Wetter schutzlos ausgesetzt. Bodenerosion ist in der ganzen Welt ein großes Umweltproblem und eine typische Folge von intensiver oder unsachgemäßer menschlicher

Bewirtschaftung. Wer schon einmal bei starkem Wind an einem Acker vorbeigefahren ist, kennt das: Überall steigen kleine Staubwolken auf. Das ist mehr als ein ärgerliches Sichtproblem. Die schlimmste Folge ist Desertifikation, mit anderen Worten: Wüstenbildung. 18 Prozent Spaniens laufen gerade Gefahr, sich in Wüste zu verwandeln.[45] Und daran sind nicht zuletzt die Erdbeeren und Tomaten schuld, die in den Regalen deutscher Discounter liegen.

Anstelle von Wäldern, Wiesen und Prärien, also den ursprünglich vorhandenen, vielfältigen Ökosystemen, gibt es überall auf der Welt, wo industrielle Landwirtschaft betrieben wird, jede Menge großer Flächen, auf denen Monokulturen strotzen. Die Hälfte der Fläche in Deutschland wird landwirtschaftlich genutzt. In den USA sind 98 Prozent der ursprünglichen Prärielandschaften und Getreidefelder umgewandelt worden. Und auch die Regenwälder werden abgeholzt, um Platz für Nutzpflanzen zu schaffen. Dabei sterben nicht nur die Pflanzen, die dort vorher gewachsen sind, sondern auch die Tiere, deren Lebensräume zerstört werden.

»Es gibt nur noch Mais, Weizen, und Soja. Fast die einzigen Tiere, die dem Säuberungsprozess der Landwirte entkommen sind, sind kleine Tiere wie Mäuse und Kaninchen, und Millionen von ihnen fallen jedes Jahr Erntemaschinen zum Opfer. Falls Sie nicht selbst da draußen mit einer Sense unterwegs sind, vergessen Sie nicht, sie auf die Todesliste Ihrer vegetarischen Mahlzeit zu schreiben. Sie zählen auch, und sie sind für Ihr Abendessen gestorben … Erdböden, Tierarten, Flüsse. Das ist der Tod in Ihrem Essen. Die Landwirtschaft ist ein Fleischfresser: Sie isst Ökosysteme, schluckt sie im Ganzen herunter«, schreibt Lierre Keith.

Wie kann man sich Sorgen um das Leiden der Milchsäurebakterien im Joghurt machen und dabei den Tod der Lebewesen ignorieren, die für den Frühstückstoast gestorben sind? Wer meint, das sei in Zeiten des Öko-Booms bald kein Thema mehr, irrt sich: 95 Prozent der landwirtschaftlichen Betriebe in Deutschland betreiben konventionelle Landwirtschaft.

»Unter Einsatz neuer Technologie und mit modernem Pflanzenschutz und nachhaltiger Mineraldüngung wird der Löwenanteil der landwirtschaftlichen Produktion in Deutschland gesichert«, schreibt stolz der Industrieverband Agrar.[46] Das Wort »nachhaltig« in diesem Satz ist durchaus ernst gemeint. Eigentlich aber ist es ein Witz. Mineraldüngung ist nicht nachhaltig, sondern das Gegenteil.

Wer meint, das sei romantisierendes Ökogerede, hat nichts verstanden. Es geht nicht nur um ein paar schöne Wälder, die im Interesse menschlichen Fortschritts eben dran glauben mussten. Und auch nicht darum, dass die unverbesserlichen Fleischkonsumenten an allem schuld sind. Sondern darum, dass wir uns an ein landwirtschaftliches System gewöhnt haben, dessen angenehmer Vorteil darin besteht, dass es schnell viel billige Nahrung produziert, und dessen sehr unangenehme Schattenseite ist, dass es sich selbst den Boden unter den Füßen wegzieht.[47]

Und genau das ist der Grund, aus dem eine rein pflanzliche Ernährung, die auf dem gleichen System basiert wie die Fleischproduktion, die Probleme, die unsere Nahrungsmittelherstellung produziert, nicht lösen kann. Die FAO drückt es recht drastisch aus. Die klare Ansage ihres Weltagrarberichts lautet: Weitermachen wie bisher ist keine Option mehr.[48] Nur eine nachhaltige Landwirtschaft könne den Hunger einer wachsenden Weltbevölkerung decken, Armut bekämpfen und Ressourcen schützen, meint Shivaji Pandey, FAO-Direktor der Abteilung Pflanzenproduktion – und Schutz.[49]

Der weitaus größte Teil der globalen Landwirtschaft aber wird diesem Anspruch nicht gerecht. Nicht nur, dass sie Energie verschwendet und die Grundlagen ihrer Existenz zerstört, indem sie die Böden ruiniert, Wasserreserven aufbraucht und die Umwelt vergiftet. Sie ist dabei auch noch ineffizient. Die gewaltigen Ernten, die sie Jahr für Jahr einfährt, gehen bereits zurück, weil dieses System sich nicht endlos fortsetzen lässt. Mehr und mehr Energie ist nötig, um die gleichen Ergebnisse zu erzielen, weil die Böden erschöpft sind und die gewaltigen Monokulturen, in denen die wichtigsten Pflanzen wie Mais, Gerste, Weizen, Soja wachsen, gegen Schädlinge so anfällig sind, dass immer mehr Dünger und mehr Gift verteilt werden muss. Die USA verbrauchen heute zehn Mal mehr Energie für die Produktion von Lebensmitteln, als letztlich in Form von Kalorien für sie herausspringt. Gleichzeitig werden wir 2050 doppelt so viele Lebensmittel brauchen, damit alle Menschen, die dann leben werden, etwas in die Bäuche bekommen. Ausgerechnet in einer Zeit, in der die Erträge eigentlich wachsen müssten, gehen sie aber zurück.[50] Die Welt auf eine vegetarische Ernährung umzustellen, würde das System nicht ändern, sondern nur einen besonders destruktiven Teil des Systems abschaffen. Der Rest aber bliebe bestehen. Das grundlegende Problem wäre damit nicht gelöst, sondern lediglich auf später verschoben.

Anders, als PETA es gerne hätte, ist bisher nur Landwirtschaft *mit* Tierprodukten wirklich nachhaltig. Wenn ein Landwirt Tiermist auf seinen Feldern ausbringt, machen Bodenlebewesen sich an die Arbeit. Der Mist wird zersetzt, Regen und Bewässerung lassen die Nährstoffe in den Boden absinken, wo die Wurzeln von Pflanzen sie aufnehmen können. Im Klartext: Was die Kuh fallen lässt, ist ein natürlicher Dünger. Jeder Landwirt weiß das. Die meisten Gärtner auch. Der grünflächenlose Durchschnittsbürger hat wenig bis gar keine keine Ahnung. Und hat Werbeversprechen wie der des Tofuherstellers Vianas wenig entgegenzusetzen: »Wussten Sie, dass für die Erzeugung von einem einzigen Kilo

Fleisch 20 000 Liter wertvolles Trinkwasser verbraucht werden? Das ist ein ganzer Swimmingpool! Ein Kilo Viana Veggie Hack oder Viana Tofu braucht nur ca. 11,5 Liter Trinkwasser.«[51]

Das klingt, als würden Tiere Wasser aufsaugen und es anschließend nie wieder hergeben. Würde das stimmen, hätten wir die Wasservorräte der Welt bald ausgetrunken. Tiere funktionieren in dieser Hinsicht aber genau wie Menschen: Sie nehmen Flüssigkeit auf und scheiden sie auch wieder aus.

Zur Erinnerung: Ein Bauernhof mit Tieren produzierte früher kaum Abfälle. Tiere fraßen die Überreste der Ernte und produzierten dabei natürlichen Dünger, der wiederum auf den Äckern ausgebracht wurde – im Idealfall ein gut funktionierender Kreislauf. »Eines der auffallendsten Dinge, die Mastanlagen für Tiere tun, ist ... diese elegante Lösung zu nehmen, und sie fein säuberlich in zwei neue Probleme aufzuteilen: Ein Fruchtbarkeitsproblem des Bauernhofs (dem man mit chemischen Düngemitteln beikommen muss), und ein Verschmutzungsproblem in der Mastanlage (dem man selten überhaupt beikommen kann)«, schreibt Michael Pollan. Die Fleischindustrie produziert so viel Gülle, das niemand so recht weiß, wohin man sie noch kippen kann. Die Niederlande[52] etwa, eine Hochburg der Massentierhaltung, verzeichnen einen derartigen Gülleüberschuss, dass es im ganzen Land nicht genug Ackerfläche gibt, um diese noch als Dünger einzusetzen. Was zum einen an der schieren Menge der Tiere liegt, die dort zu Schnitzeln gemacht werden, zum anderen aber auch an der Umgebung, in der die Tiere leben. In der Massentierhaltung stehen Schweine und Kühe normalerweise auf Spaltböden, also Betonböden mit Schlitzen, durch die alle Fäkalien hindurchfallen. Das hat hygienische Vorteile – bei so vielen Tieren auf engem Raum kein kleiner Faktor. Andererseits ist es ein Problem: Kot und Urin landen nicht auf Erdböden, wo sie die Pflanzen beim Wachsen unterstützen könnten, sondern sammeln sich als Abfall, den der Landwirt irgendwie loswerden muss. Ackerböden können nur eine bestimmte Menge dieser eigentlich wertvollen Stoffe aufnehmen. Trotzdem bringen Landwirte mangels Alternativen immer wieder zu viel Gülle auf ihren Äckern aus. Eine Überdüngung mit Gülle aber erzeugt vergleichbare Schäden wie ein allzu großzügiger Umgang mit Mineraldünger. Außerdem kann sie krank machen: E. coli-Bakterien, wie sie in Fäkalien vorhanden sind, können Gemüse regelrecht vergiften. In den USA kommt es deswegen immer wieder zu Todesfällen. Oft ist diese Gülle zudem mit Rückständen von Medikamenten belastet. Kurz gesagt: Industriefleisch macht aus einem organischen Dünger ein Umweltgift. Das ist aber kein Argument gegen Fleisch an sich. Sondern eins gegen die Praxis der Fleisch produzierenden Industrie.

Stimmt schon: Organische Dünger gelten als weniger effizient, darum sind Biolebensmittel auch teurer: Der Bauer erwirtschaftet auf der gleichen Fläche schlicht weniger Ertrag. Das muss aber nicht so sein. Es gibt immer mehr Anzeichen dafür, dass moderne, ökologische Landwirtschaft überaus effizient sein kann. Und dabei noch den angenehmen Effekt hat, nicht ihre eigene Grundlage zu zerstören.

In einer Studie[53] kanadischer Wissenschaftler wurde auf drei verschiedenen Feldern mit unterschiedlichen Böden Mais angebaut. Die Nährstoffe wurden in Form von Mineraldünger und Schweinegülle ausgebracht. Der Ertrag beider Felder war nahezu gleich. Eine Analyse des direkten und indirekten Energieaufwands bei der Produktion des jeweiligen Düngers ergab, dass die Düngung mit organischem Dünger erhebliche Energiesparpotenziale zeigte.

Michael Pollan teilt die landwirtschaftlichen Systeme, mit denen wir Nahrungsmittel produzieren, in zwei grobe Kategorien: Das eine, nachhaltige System basiert auf Sonnenlicht. Solarenergie also, die über Pflanzen synthetisiert, über Pflanzen- und Allesfresser aufgenommen und über deren Ausscheidungen wieder in den Boden gegeben wird, die dann erneut Pflanzen ernähren. Das zweite, nicht nachhaltige System basiert auf fossilen Brennstoffen und anderen nicht erneuerbaren Ressourcen und ruiniert nach und nach seine eigenen Grundlagen, als folgte es einem seltsamen Selbstzerstörungsdrang.

Wenn wir in Zukunft noch etwas auf dem Teller haben wollen, müssen wir uns in Richtung des ersten Systems entwickeln. Eine Besinnung auf diese Prinzipien hat wenig mit nostalgischer Bauernromantik zu tun, sondern ist tatsächlich die einzig wirklich realistische Zukunftsperspektive für die Nahrungsmittelsicherung. Was das mit Fleisch zu tun hat? Eine ganze Menge. Im Moment ist die Art, in der Fleisch produziert wird, Teil des Problems. Die Fleischproduktion aber kann Teil der Lösung sein.

7

Fleisch frisst mein Gemüse

Sätze wie diese liest kein Fleischesser gern:
»Weltweit gesehen, wird mindestens ein Drittel der gesamten Getreideernte an Vieh verfüttert. Von der Getreidemenge, mit der man 100 Schlachtkühe ernährt, könnte man 2000 Menschen Nahrung bieten. Alle Schlachttiere auf der ganzen Welt zusammengenommen verbrauchen eine Futtermenge, die dem Kalorienbedarf von 8,7 Milliarden Menschen entspricht – das ist mehr als die gesamte Weltbevölkerung«, schreibt die Gesellschaft für Ernährungsheilkunde. Und weiter:»Fleischproduktion ist, was Nahrungsmittelerzeugung betrifft, die schlechteste Form der Bodennutzung: Um ein Rind ein Jahr lang zu mästen, benötigt man 0,5 Hektar Land. Nach einem Jahr erhält man von diesem Tier rund 300 kg essbares Fleisch. Hätte man während dieses Jahres auf derselben Fläche Getreide oder Kartoffeln angepflanzt, hätte man (mit Bio-Anbau) mindestens 2000 kg Getreide bzw. 15 000 kg Kartoffeln ernten können! Anders ausgedrückt: Ein einziges Steak von 225 Gramm enthält so viel Pflanzenenergie, wie benötigt wird, um einen Tag lang rund 40 hungernde Menschen zu ernähren!«[54]

Was an Gesprächen mit Fleischgegnern sehr anstrengend sein kann, ist die moralische Empörung, die oft vorherrscht. Wie gesagt: Ich war mal selbst eine leidenschaftliche Predigerin. Ab und an möchte ich mich immer noch gerne auf einen Stuhl stellen und etwas verkünden. Zahlen wie diese eignen sich hervorragend. 2000 Kilo Getreide! Einfach weg! Und du mit dem Schinkenbrot und dem zerknirschten Gesichtsausdruck bist schuld! Wenn ich es nur glauben könnte. Leider geht das nicht mehr. Denn unser komplexes Leben funktioniert einfach nicht wie ein Schwarz-Weiß-Film. Sobald eine Wahrheit ganz in Licht getaucht ist, vergisst man leicht deren Schattenseiten. Ohne die ist das Bild aber nicht vollständig.

Zu abstrakt? Machen wir ein kurzes Experiment. Wir stellen uns eine zufriedene Kuh vor. Steht diese Kuh in einem Weizenfeld? Nein. Sie grast auf einer Weide. Hier eine interessante Tatsache, die immer übersehen wird: Kühe müssen kein Getreide essen. Im Gegenteil. Es ist schlecht für sie und schlecht für uns. Was aber passiert, im Licht dieser Wahrheit, mit unseren 2000 Kilo Getreide? Sie lösen sich in Luft auf. Die Kuh auf der Weide isst keinem Menschen etwas weg – außer jenem Feinschmecker, der zum Mittagessen gerne ein paar herzhafte Grashalme rupft. Natürlich gibt es diesen Menschen nicht. Denn Menschen können, im Gegensatz zu Kühen, Gras überhaupt nicht verdauen. Dass wir scheinbar eindeutige Zahlen wie jene Kartoffelrechnung glauben und dass sie in der Diskussion um unseren Fleischkonsum immer wieder nachgebetet werden, beweist vor allem eins: Wir haben eigentlich keine Ahnung, wovon wir sprechen. Die genannten Zahlen stimmen eben nur unter einer Annahme, die stets wie selbstverständlich vorausgesetzt wird: Die Tiere, die wir essen, hätten ihr ganzes Leben lang Getreide gefuttert. Stimmt schon: Das ist bei fast allem Fleisch, das wir im Laden kaufen können, der Fall. Aber normal ist es deswegen noch lange nicht.

Die Tiere, die wir essen, sind von Natur aus nicht dafür gebaut, eine reine Getreidediät zu verdauen. Hühner sind keine Vegetarier. Wenn man sie im Freien picken lässt, essen sie so ziemlich alles, was sie in die Schnäbel kriegen: gerne Getreide, aber auch Gras, Würmer und Käfer, selbst Mäuse. Auch Schweine sind Allesfresser. Sie brauchen die Körnerdiät nicht, die man ihnen gibt. Wenn man Hühnern ausschließlich Getreide verfüttert, verfallen sie sogar in Kannibalismus – des Eiweißmangels wegen. Deshalb füttert man sie zusätzlich mit Sojaschrot. Der aus dem gleichen Grund auch Schweinen und Rindern in die Tröge gerührt wird. Ohne dieses billige Eiweißfutter würde unsere industrialisierte Tierhaltung nicht funktionieren. Soja wird leider großflächig auf ehemaligen Regenwaldflächen angebaut: 90 Prozent des weltweit hergestellten Sojamehls wird für Tierfutter verwendet.[55] Eine weitere Eiweißquelle ist übrigens Tiermehl. Bei Schweinen und Hühnern scheint eine Fütterung mit Tiermehl zwar ekelhaft, ergibt jedoch ernährungsphysiologisch sogar Sinn, da diese Tiere ohnehin in der Natur Fleisch fressen. Herbivoren wie Kühen ihre eigenen Artgenossen in Mehlform zum Fressen zu geben ist, im wahrsten Sinn, Wahnsinn. Und hat, wie die jüngste Geschichte gezeigt hat, die entsprechenden Konsequenzen. Die BSE-Krise ist eine Folge des Versuchs, den Proteinbedarf von Kühen zu decken. Noch ist Tiermehl als Futterbeilage verboten. Das könnte sich aber bald ändern – die EU-Komission denkt über eine Lockerung des Verbots nach.

Kühe erfahren in Sachen Futter die schlechteste Behandlung. Schweine und Hühner kommen mit ihrer Korn- und Soja-Diät als Allesfresser klar, Rinder aber sind Wiederkäuer. Ihre Körper sind weder darauf angelegt, Getreide zu verarbeiten, noch vertragen sie es gut. Das Verdauungssystem von Wiederkäuern ist, im Gegensatz zu dem des Menschen, darauf angelegt, Zellulose zu verarbeiten. Also Pflanzen, die die Menschen nicht verdauen können – Gras etwa.

Ich korrigiere: Die Ernährung des modernen Menschen besteht zu drei Vierteln aus Gräsern – Weizen, Reis und Mais. Allerdings essen wir nicht die Gräser selbst, von denen wir bestenfalls Bauchschmerzen bekämen, sondern ihre Samen. Die

Besonderheit dieser Gräser liegt darin, dass sie eine große Portion Energie in diese Samen packen – Kohlenhydrate in konzentrierter Form. Das schmeckt uns, und deshalb bauen wir diese Gräser auf der ganzen Welt an. Andere Gräser, die ihre Energie in Wurzeln und Blätter stecken, in Zellulose verpackt, interessieren uns nicht. Wiederkäuer dagegen besitzen eine Art Fermentationskammer in ihren Bäuchen, den Pansen, in dem Bakterien Zellulose zerlegen. Der PH-Wert des Pansens einer gesunden Kuh ist normalerweise neutral. Zu einer Zellulose-Diät passt das hervorragend. Getreide ist dort, gelinde gesagt, fehl am Platze.

Gras ist für das Rind ein gesunder Snack und Leckerbissen, stärkehaltige Getreidekörner aber verderben der Kuh buchstäblich den Magen. Der Landwirt und ehemalige Redakteur des Magazins *The Ecologist* Simon Fairlie nennt in seinem Buch »*Meat: A Benign Extravagance*« die Rindermast-Industrie der USA deshalb »eines der größten Schlamassel der jüngeren Geschichte«:[56] Statt Rinder das tun zu lassen, was sie in der Vergangenheit so wertvoll für die Menschen gemacht hat – für Menschen unverdauliche Pflanzen in Fleisch umwandeln –, gibt man ihnen Futter, das sie schlecht verdauen können und das sie krank macht. Und statt Wiederkäuer auf Gebieten weiden zu lassen, die für Landwirtschaft sowieso nicht geeignet sind, baut man unter enormen Kosten für die Umwelt Futterpflanzen an. Das Ziel der Fütterung ist nun mal der maximale Zugewinn an Masse – und das geht mit Kraftfutter aus Getreide besser als mit Gras. Die Tiere sollen jede Portion Futter in möglichst viel Fleisch umwandeln, denn nur dann bringen sie den Farmern gute Gewinne. Die Gewinnmargen in der Fleischindustrie sind schmal.

Wenn Kühe Getreide verdauen, erzeugen sie eine unnatürliche Säure. Nicht sofort: Zunächst bewirkt das Getreide, dass die Tiere schneller wachsen und Fleisch ansetzen. Ein netter Effekt für den Produzenten, aber unangenehm für die Kuh, die davon ernsthaft krank werden kann – und auch für den Konsumenten. Denn die übersäuerte Umgebung schafft ein angenehmes Klima für Parasiten und Bakterien, die sich ohne weitere Umstände im Verdauungssystem der Kuh festsetzen. Nicht nur, dass man sich fragen muss, wie gesund für Menschen das Fleisch einer kranken Kuh ist. Die Ausscheidungen eines solcherart gefütterten Tiers können mit für den Menschen gefährlichen Bakterien belastet sein, wie der berühmt-berüchtigte Stamm E. Coli 0157:H7. Infektionen mit diesen Bakterien verursachen Durchfall, ältere Menschen und Kinder können daran sogar sterben. Besonders in Ländern mit hoch entwickelter Landwirtschaft und Massentierhaltung treten solche Infektionen immer häufiger auf. In den USA gibt es deswegen immer wieder Todesfälle, und auch in Deutschland erkranken immer mehr Menschen auf diese Weise.[57] Ohne die Paniktrommel rühren zu wollen (auch dafür gibt es bereits andere Bücher): Massentierhaltung birgt ein sehr reales Risiko für Pandemien, was längst nicht nur für Kühe gilt – siehe Schweine- und Vogelgrippe.[58]

Es ist schwierig, Kühe unter diesen Umständen – unnatürliches Futter, dazu wenig Platz und kaum Auslauf, Bedingungen, die in der Massentierhaltung üblich sind – gesund zu halten. Aber auch tote Tiere kosten den Landwirt Geld. Ohne Antibiotika ist Massentierhaltung deshalb kaum vorstellbar. Zwar dürfen sie theoretisch dem Gesetz nach in Deutschland nicht, wie in anderen Ländern üblich, gleich vorbeugend verabreicht werden – faktisch lässt sich das schlecht kontrollieren. Rückstände der Antibiotika bleiben im Fleisch der Tiere zurück, landen in unseren Mägen und sorgen dafür, dass Antibiotika gegen immer mehr Krankheitserreger nicht mehr wirken können.

Natürlich hätten Kühe und Menschen dieses Problem gar nicht erst, wenn man Rinder einfach Gras fressen ließe. Das hat schon nach einigen Tagen eine positive Wirkung: Ein Mikrobiologe des amerikanischen Landwirtschaftsministeriums hat festgestellt, dass eine Kuh, die in den letzten Tagen vor der Schlachtung nur noch Heu frisst, 70 Prozent weniger E. coli-Bakterien in ihren Ausscheidungen aufweist.[59] Was eigentlich niemanden überraschen sollte, wenn man bedenkt, dass das nun einmal die natürliche Nahrung dieses Tieres ist.

Kommen wir auf die Rechnung am Anfang zurück. In einem wichtigen Punkt hat sie ja durchaus Recht: Energetisch gesehen ist Getreidefütterung die reinste Verschwendung. Völliger Wahnsinn, wenn man es richtig bedenkt: Rinder, Schweine und Hühner werden per Getreide- und Soja-Diät zu direkten Nahrungskonkurrenten des Menschen gemacht. Das macht Tiere zwar schnell groß und dick, hat aber seinen Preis. Die Umwandlung von Planzenenergie in tierische Energie wird, so absurd das für den Laien klingt, in der Fachsprache »Veredelung« genannt. Ein Schwein ist damit also eine veredelte Pflanze. Dieses fast schon biblische Wunder der Umwandlung vollzieht sich, energetisch gesehen, aber nicht im Verhältnis eins zu eins. Der Wechselkurs eines mit Mais gefütterten Schweins zu Fleisch entspricht nicht dem Gewicht des Schweins in Maiskörnern. Im Gegenteil: Konventionell erzeugtes, tierisches Eiweiß verbraucht laut einer Studie der Cornell Unversity acht Mal mehr Energie aus fossilen Brennstoffen als die Produktion von Pflanzenprotein.[60] Anders gesagt: Auf dem Weg vom Maiskolben zum Schnitzel über das Schwein geht Energie verloren. Für eine Kalorie in Form von Hähnchenfleisch muss der Mäster fünf Getreidekalorien verfüttern, beim Schwein sind es sieben. Am verschwenderischsten geht es beim Rind zu. Sechs Kilo Getreide, also 22 000 pflanzliche Kalorien, erbringen, ans Rind verfüttert, 2000 Fleischkalorien.

Die Rechnung hinkt etwas – denn deutsche Rinder fressen nicht, wie ihre amerikanischen Kollegen, nahezu ausschließlich Kraftfutter. In Deutschland ist das glücklicherweise anders, hier bekommen Rinder neben dem Kraftfutter auch Gras- und Maissilage. Ein deutsches Rind frisst pro Kilo Fleisch laut Bundeslandwirtschaftsministerium etwa 3,7 Kilo Getreide. Aber selbst diese Zahl ist noch zu hoch, wenn man davon ausgeht, dass dafür Lebensmittel verschwendet werden. Es ist, gelinde gesagt, energetisch ganz einfach extrem ineffizient, Tiere mit Getreide zu füttern. Wieso tun Landwirte das also? Ganz einfach, weil es (noch) geht.

Wie Tiere heute gefüttert werden, hängt unmittelbar mit einer Landwirtschaft zusammen, die Überschüsse produziert. Mit den großen Ernten der letzten hundert Jahre – dank Düngerchemie, Neuzüchtungen und technischen Fortschritten bei landwirtschaftlichen Geräten – kam auch die Fleischproduktion so richtig in Gang. Nur weil auf einmal Getreide in Massen zur Verfügung stand, kam man auf die Idee, es im großen Stil an Tiere zu verfüttern. Vorher konnte man sich das schlicht nicht leisten. Nur hatte der vermeintliche Getreidesegen leider einen fatalen Nebeneffekt: Je mehr Landwirte ernteten, desto stärker fielen die Preise. Und das erzeugt einen unschönen Kreislauf.

»In den meisten anderen Wirtschaftszweigen sind fallende Preise ein Zeichen dafür, *weniger* zu produzieren; reduziere den Output, und die Versorgungslage wird schwächer, woraufhin die Preise wieder steigen werden. Weil die größte und teuerste Investition das Land selbst ist, sind Landwirte viel weniger flexibel in ihrer Produktion. Wo ein Fabrikbesitzer mit Verlusten fertig wird, indem er, sagen wir, die Hälfte seiner Arbeiter entlässt, kann ein Landwirt sein Land nicht entlassen. Meistens muss er seine Äcker weiter bearbeiten, um Hypotheken und Darlehen zu bezahlen. Land gehört zu den Fixkosten«, schreibt Paul Roberts, Autor des Buchs »The End Of Food«.[61]

Der Ausweg für Landwirte besteht darin, sich weiter zu verschulden, indem sie über bessere Maschinen, Dünger, Getreidesorten in eine höhere Produktion investieren. Was kurzfristig hilft, langfristig aber die Preise wiederum drückt. Massenhaft billiges Getreide aber bedeutet auch massenhaft billiges Futter, und damit: massenhaft billiges Fleisch. Die riesigen Ställe und Fabriken, in denen heute Tiere gemästet, geschlachtet und verarbeitet werden und die moralisch motivierte Vegetarier zu Recht kritisieren, sind eine direkte Folge der Getreideüberschüsse.

Erst der Überfluss an Getreide hat Massentierhaltung also möglich gemacht. Vorher musste man Tiere ihr Futter selbst suchen lassen oder ihnen Essensreste geben – die Option, sie mit Nahrungsmitteln zu mästen, von denen sich die Menschen ernährten, wäre völliger Wahnsinn gewesen. Heute ist das die billige, schnelle Alternative.

Wie kommen wir raus aus dem Schlamassel, in dem wir es uns bequem gemacht haben, samt Billig-Hotdogs bei Ikea und Ein-Euro-Burgern bei McDonalds? Forscher haben berechnet, dass die Welt, aufs Ganze gesehen, etwa fünf Kilo Pflanzen verbraucht, um ein Kilo Fleisch zu erzeugen. Gäbe man den Tieren statt Nahrungsmitteln, die Menschen konsumieren können, Futter, das nur Tiere verdauen können, läge die tatsächliche Zahl laut Simon Fairlie bei 1,4 zu 1. In den USA ist *grass-fed* längst ein Trend, der in den Supermärkten angekommen ist. Ein Rindersteak von einem Tier, das nur Gras gefressen hat, schmeckt anders – besser, meinen manche, süßlicher oder sogar leicht grasig. Die Formel »Du bist, was du isst« gilt eben für alle Lebewesen. Sicher, so viele Wiesen, um für jeden Erdenbürger Homer-Simpson-Bedarfsmengen an Rindfleisch herzustellen, gibt es auf der ganzen Welt nicht. Aber diese Mengen müssen wir uns ohnehin abgewöhnen. Positiver Nebeneffekt: Weniger Tierleid, eine bessere Fleischqualität und weniger Krankheiten. Gesundheitliche Probleme wegen Fleischentzugs müsste deshalb niemand erleiden: Würden alle Amerikaner nur noch Fleisch aus Grasfütterung essen, wäre die Versorgung mit Fleisch – den gängigen Ernährungsempfehlungen entsprechend – mehr als ausreichend gewährleistet, erklärte David Pimentel, Professer der Ökologie und Landwirtschaft an der Cornell Unversität, in seinem Bericht »Livestock Production: Energy Inputs and the Environment«.[62] Auch für Schweine gibt es eine bessere Lösung als das verbreitete Kraftfutter. In der Nahrungsmittelindustrie wird die Hälfte weggeschmissen. Statt diese aufwendig produzierten Lebensmittel sinnvoll zu verwerten, landen sie in Müllsäcken und müssen kostenaufwendig entsorgt werden. Bekämen die Schweine, die jetzt eine Getreide- und Sojaschrotdiät futtern, stattdessen das, was wir ohnehin wegwerfen, wären zwei große Probleme auf einmal gelöst. Das ist weniger unrealistisch, als es vielleicht klingt. Simon Fairlie hat ausgerechnet, dass allein die USA mit ihren ganz alltäglichen Küchenabfällen 800 000 Tonnen Schweinefleisch erzeugen könnten, also ein Sechstel unseres gesamten Fleischkonsums.

Die Logik der Fleischgegner gegen alles Fleischliche auf dem Teller greift intuitiv sehr leicht, da der einzige Ort, an dem der durchschnittliche Konsument mit Lebensmitteln in ihrer natürlichen Umgebung in Berührung kommt, der Basilikumtopf auf dem Fensterbrett ist. Kaum ein Supermarktkunde weiß, welche Gemüse-, Getreide- und Obstsorten genau dort, wo er wohnt, wachsen können. Eine der größten Absurditäten des bestehenden Systems, das die Hersteller von Lebensmitteln und unsere Kochtöpfe miteinander verbindet, ist die Tatsache, dass wir ständig Dinge essen, die aus allen Teilen der Welt zu uns gekarrt werden. Ein Sack Hirse aus China aber ist gegenüber dem Steak, dessen Lieferant auf der Weide nebenan gestanden hat, nicht automatisch die umweltfreundlichere Alternative. Eine Studie der britischen Cranfield University hat festgestellt: Würden die Briten statt der Rinder und Lämmer, die auf ihrer eigenen Insel gezüchtet werden, Fleischersatzprodukte wie Tofu essen, müssten sie dafür auf Soja und andere Hülsenfrüchte zurückgreifen, die im Ausland produziert werden. Dafür müssten Ackerflächen geschaffen werden – auf Kosten der dortigen Wälder. Mal abgesehen davon, dass es viel Energie kostet, Sojabohnen in vegetarische Würstchen und fleischlose Hackbraten zu verwandeln. Diese Zusammenhänge sind nicht bekannt, was sicher auch daran liegt, dass sie sich schlecht in einen Slogan wie »Eat Meat And Die« packen lassen.

Pflanzenfressende Tiere können auch da weiden, wo Weizen und Äpfel keine Chance haben. Ein großer Teil des Graslandes, das es in Deutschland noch gibt, ist nur deswegen kein Ackerland, weil der Standort sich nicht eignet – wegen zu hohen Niederschlags etwa oder weil das Gelände zu stark abfällt. Es ergibt also auch ökonomisch Sinn, Tiere dort weiden zu lassen. Aus Sicht der Natur sind Wiesen ohnehin die bessere Variante zum Feld, weil sie statt einer Fläche, die mit einer einzigen Pflanze bedeckt ist, ein vielfältiges Ökosystem hervorbringt. Wiesen gehören zu den artenreichsten Ökosystemen und gewährleisten eine hohe Biodiversität. Sie bieten also nicht nur den Rindern und Schafen, die darauf grasen, Lebensraum, sondern auch wilden Tieren.

Rinder und Schafe können Gras in Fleisch verwandeln und Schweine bringen den gleichen Trick mit Abfall fertig. Und Hühner picken sowieso alles auf, was sie in ihre Schnäbel bekommen können. Nebenbei produzieren sie kostenlosen Dünger. Innerhalb eines so geschlossenen Systems kann alles auf einen Nenner gebracht werden: Tierschutz, Umweltschutz, Fleischqualität. Landwirt und Autor Simon Fairlie schätzt, dass die Welt in einem nachhaltigen System auf etwa die Hälfte des Fleisches verzichten müsste, das sie jetzt verbraucht.

Die Hälfte. Das klingt eigentlich ganz machbar, oder? Ganz nebenbei bekämen wir so ein drängendes Problem besser in den Griff: Die Rede ist vom Klimawandel.

8

Ein Steak ist (k)ein Geländewagen

Eine Zahl hat sie alle aufgerüttelt: 18 Prozent. So hoch ist laut einem Bericht der Welternährungsorganisation FAO der Anteil der Treibhausgase, die aus der Viehzucht stammen. »Livestock's Long Shadow« ist der Name der Studie. Kaum war der Bericht im November 2006 veröffentlicht, klingelte bei dem Agrarexperten Henning Steinfeld, dem Leiter der Abteilung Viehzuchtpolitik der FAO, das Telefon. Er musste Interview nach Interview geben, seine 18 Prozent traten eine Welle der Medienberichterstattung los. Al Gore, Jonathan Safran Foer und Abgeordnete des Europäischen Parlaments sprachen darüber, Mark Bittman von der *New York Times* schrieb sein Buch »Food Matters«.

18 Prozent, das ist eine gewichtige Zahl. Sie setzt sich zusammen aus den Emissionen der Futtermittelproduktion, der sogenannten Tierproduktion (gemeint sind die Verdauungsvorgänge der Tiere) und des Transports der Tiere. Insgesamt sind etwa 30 Prozent der eisfreien Erdoberfläche der Erde direkt oder indirekt in die Viehzucht eingebunden, diese generiert damit mehr Emissionen als der globale Transportverkehr. 37 Prozent der Emissionen sind Methan.[63] Das ist ein brennbares, geruchloses Gas, das den Treibhauseffekt 23 Mal mehr anheizt als CO_2. Es steigt in die Atmosphäre auf und bildet eine Schicht, unter der sich Wärme staut. Methan ist der Grund, warum Kühe als Klimakiller gelten: Eineinhalb Milliarden Rinder auf der Welt rülpsen beim Verdauen alle 40 Sekunden Methan.[64]

Wenn Wissenschaftler über die FAO-Studie sprechen, werden Tiere gerne mit Autos verglichen. Forscher der Universität Chicago haben berechnet, dass ein Fünftel weniger Fleischverzehr – bei einer angenommenen Menge von etwa einem halben Pfund pro Tag, die der Durchschnittsamerikaner täglich verdrückt – dem Wechsel von einem normalen Mittelklassewagen zu einem effizienten Hybridauto entsprechen würde. Auch Henning Steinfeld fand den Auto-Vergleich gut: »Wenn eine Kuh drei Jahre alt wird, hat sie grob überschlagen so viel Treibhausgase produziert, als wenn Sie mit einem Mittelklassewagen 90 000 Kilometer fahren. Bei 100 000 Kühen entspricht das einer Strecke von neun Milliarden Kilometern«, rechnete er *Spiegel*-Journalisten vor.

Der WWF wiederum schreibt, die Abgase einer einzigen Milchkuh seien in etwa so klimaschädlich wie die eines Kleinwagens, der 18 000 Kilometer … Aber genug der Kfz-Vergleiche. Die allgemein verkündete Botschaft wird auch so klar: Kühe, die haltlosen Furzer und Rülpser, zerstören die Erde.

18 Prozent, das ist eine dramatische Zahl. Wer den Bericht liest, kann keinen Zweifel daran haben, dass das Konsequenzen haben muss. Und da man Kühen schlecht beibringen kann, sich die störenden Verdauungsgase zu verkneifen, entwarf der Verfasser der Studie einen radikalen Lösungsvorschlag. Steinfelds Idee: die Tierzucht noch weiter zu intensivieren. Also: Massentierhaltung unter Einsatz von Kraftfutter, Genetik, Wachstumshormonen. Dadurch würden die Tiere schneller fett, und pro Kilogramm Fleisch würden weniger Treibhausgase produziert werden. Aus Sicht des Klimaschützers ist es eine elegante Rechnung: Weniger Emissionen pro Steak ist gleich VW Golf statt Geländewagen. Niemand müsste sein Essverhalten ändern. Der FAO-Experte hält dieses Vorgehen für realistisch – nicht zuletzt der aufstrebenden Schwellenländer wegen. Denn Steinfeld

möchte lieber nicht darauf bauen, dass guter Wille und Aufklärung das Drama abwenden werden. »Die aufstrebende chinesische Mittelschicht interessiert es nicht, wenn die Wohlstandsländer auf Fleisch verzichten.« Er könnte Recht haben: Laut FAO wird sich der Fleischverzehr bis 2050 verdoppeln.

Das Problematische an Steinfelds Lösungsvorschlag ist, dass er genau in die Schablone passt, nach der unser Nahrungsmittelsystem funktioniert: Gibt es ein Problem, das als dringend erkannt wird, sucht man nach technischen Lösungen und Umwegen, statt die Wurzel selbst zu beseitigen. Sicher, ließe man alle Erwägungen über das Leid der Tiere und langfristiges Denken einmal beiseite, könnte man es so machen: Statt unsere Ernährungsgewohnheiten zu ändern, bräuchten wir dann einfach »effizientere« Tiere. Hühner, die noch mehr Fleisch ansetzen, dickere Schweine, fettere Kühe, allesamt so schnell wie möglich und unter Hormoneinsatz großgezogen, geschlachtet, gegessen. Auch die deutsche Agrarministerin Ilse Aigner scheint zu meinen, Intensivierung wäre die Lösung. Da Kühe nicht nur Fleisch liefern, sondern auch Milch, gilt das Emissionsproblem auch für Milchprodukte. Futuristische Hochleistungskühe könnten mehr Milch liefern, pro Liter Milch würde eine Kuh weniger Methan ausstoßen, sagt Aigner. Der nächste logische Schritt wäre, Tiere zu züchten, die kein Schmerz- und Stressempfinden haben – wie es der US-Ethiker Adam Shriver bereits vorgeschlagen hat.

Versucht man das Ganze weniger zynisch zu betrachten, gibt es scheinbar nur eine Alternative: Den völligen Verzicht auf Fleisch, Eier, Milch, die vegane Lösung also. Genug Nahrung ist ja da: 40 Prozent der weltweiten Getreideernten werden an Tiere verfüttert, die wir verzehren. Diesen gewaltigen Berg könnte man bei einem sofortigen Fleischverzicht einsparen. Sicherlich wäre das ein großer Schritt. Gelöst wäre das Problem der Emissionen damit aber trotzdem noch nicht. Zwar gäbe es keine

Methan rülpsenden Kühe mehr und keine Seen aus Schweinekot. Getreide- und Sojaanbau würden aber weiter existieren – mit allen zerstörerischen Konsequenzen. Zumal, wie gesagt, vegane Landwirtschaft im großen Stil nicht nachhaltig ist.

Warum nicht auf beides verzichten – die hochgezüchteten Turbotiere ebenso wie den tierlosen Bauernhof? Es gibt eine dritte Lösung, die sich mit Klima und Umwelt verträgt. Und sogar Fleischkonsum, in Maßen, zulässt.

Weiderinder, die nicht in engen Ställen klemmen und Kraftfutter fressen, bewirken einen interessanten Doppeleffekt. Sie produzieren beim Verdauen zwar weiterhin das klimaschädliche Methan – aber gleichzeitig arbeiten sie *gegen* den Klimawandel. Ein normales Weizenfeld bringt das nicht fertig. Dieser Trick hängt unmittelbar mit der Humusschicht des Bodens zusammen. Humusschichten bilden sich innerhalb von Jahrhunderten aus abgestorbenen Pflanzen- und Tierresten und enthalten deren Nährstoffe. In einer natürlichen Umgebung baut die Humusschicht sich aus totem organischen Material und verwitterndem Gestein auf und wird durch Pflanzen vor Erosion geschützt. In der modernen Landwirtschaft fallen diese Prozesse weg, da die Humusschicht durch die Standardbehandlung eines Ackers mit Dünger, Pestiziden und Maschinen nach und nach zerstört wird. Der Aufbau eines einzigen Zentimeters Humusschicht dauert zwischen 100 und 400 Jahre. Fruchtbarer Boden ist damit eine endliche Ressource und in dieser Hinsicht ebenso kostbar, wenn nicht noch wertvoller als Erdöl.

Gut bewirtschaftete Weiden bauen die Humusschicht des Bodens auf. Und das bedeutet nicht allein mehr Fruchtbarkeit. Eine gute Humusschicht bindet auch Treibhausgase – also auch jene Gase, die Kühe beim Verdauen produzieren. Und das ist ein Effekt, der uns aufhorchen lassen sollte.

Ja, Kühe rülpsen Methan. Aber sie können auch etwas dafür tun, dass das kein Problem mehr ist.

Studie über Studie weist darauf hin, dass eine Kombination aus Beweidung und Ackerbau nicht nur fruchtbare Böden erhalten kann, sondern auch ein großes Potenzial bietet, mit einfachen, längst bekannten Mitteln gegen den Klimawandel zu arbeiten. Eine in der Zeitschrift *Science* veröffentlichte Studie hat gezeigt, dass Felder mit mehrjährigen Grassystemen Methan und Kohlenstoff (CO_2) aus der Atmosphäre ziehen und im Boden binden können. Böden wie diese nennt man Kohlenstoffsenken. Der Bund Naturschutz weist darauf hin, dass in der Bodenschutzstrategie der EU »Grünland und Wälder in Europa bis zu 100 Mio. Tonnen CO_2 jährlich binden und damit Kohlenstoffsenken sind, wogegen Ackerland als Nettoemittent wirkt und zwischen zehn und 40 Mio. Tonnen Kohlenstoff jährlich freisetzt.«[65] Eine USDA-Studie kam zu dem Schluss, dass Grünflächen 54 Prozent mehr Kohlenstoff binden können als Ackerland.[66]

Wer also ist der größere Klimakiller – die Kuh oder der Weizenstängel? Oder auch: Auf wie viele Scheiben Frühstückstoast muss ich verzichten, um einen SUV fahren zu dürfen?

Eine echte Zukunftsperspektive bietet folgendes Szenario: Würde man die riesigen Flächen, auf denen jetzt Getreide für Tiere angebaut wird, die dieses Futter noch nicht einmal ordentlich verdauen können, in Grasländer umwandeln, wären nicht nur dringende Umweltprobleme gelöst oder zumindest stark abgemildert. Es bliebe sogar genug Ackerland übrig, Getreide für Menschen anzubauen, glaubt Jim Howell vom Savory Institute, das ökologisch sinnvolle Beweidungsmethoden unterstützt.[67]

Dieser dritte Weg also schafft fruchtbare Böden, bindet Treibhausgase, macht Tierschützer, Tiere und Fleischesser gleichermaßen glücklich. Zu gut, um wahr zu sein? Mancher mag Weiden- und Grasfütterung als ineffzient bezeichnen, weil mittels dieser Methoden niemals die gleichen Mengen Fleisch produziert werden wie durch die gute alte Massentierhaltung. Aber wie ergiebig ist das jetzige System wirklich? Die Anwort auf diese Frage hängt davon ab, wie man Effizienz definiert. Ich bin der Meinung: Ein System, das den Planeten zerstört, als effizient zu bezeichnen, ist ein wenig kurz gedacht.

9

Was Wurst und Käse gemeinsam haben

Die meisten Bauernhöfe sind deprimierend anzuschauen. Mit den hübschen Bildern aus Kinderbüchern, mit Fachwerkhäusern, glücklichen Hühnern und Kühen haben die Betriebe, die ich bisher gesehen habe, sehr wenig zu tun. Trotzdem wird diese vermeintliche Idylle auf Schinken- und Wurstpackungen abgebildet. »Die Aufmachung steht also oft im krassen Widerspruch zum Inhalt«, warnt die nordrhein-westfälische Verbraucherzentrale. Man kann die Hersteller verstehen. Dicht gedrängte Schweine in kleinen Boxen, mit Kot überzogene Rinder: Das macht sich nicht gut als Kaufanreiz.

Die falsche Idylle setzt sich in der Namensgebung fort. Da liegen etwa Hähnchenteile der Marke »Bauernglück« in den Kühlregalen einer Discounter-Kette. Ein bilderbuchhübsches Bauernhaus ist auf dem Etikett zu sehen. Davor eine grüne Wiese. Gefroren kostet das Kilo Bauernglück um die zwei Euro. Ein Zugeständnis an den Verbraucher, für den es nun einmal angenehmer ist, ein glückliches Huhn von der Wiese zu braten, als ein Tier, das in seinem kurzen Leben nie ein Bauernhaus gesehen hat – geschweige denn eine Wiese.

Die Hersteller wissen natürlich, warum sie für ihre Produkte Namen wählen, die idyllische, fröhliche Assoziationen hervorrufen: Erlenhof, Birkenhof, Landliebe. Eigentlich sind diese Markennamen dreiste Lügen, die nur bei einer Kundschaft durchgehen können, die es nicht besser weiß – oder vielleicht auch nicht so genau wissen will. Wer möchte schon, wie Food-watch-Chef Thilo Bode, im Supermarkt nachfragen, ob der Name des Fleischlieferanten hält, was er verspricht? Es herrscht ein stillschweigendes Übereinkommen zwischen Hersteller und Kunden. Der eine bedient das Bild, das der andere haben möchte. Beide wissen es eigentlich besser.

Die falsche Idylle wird natürlich nicht nur bei Fleischprodukten suggeriert, sondern auch bei Milch, Eiern und Käse. Lachende Kühe und Hühner, Fachwerkhäuser, die ganze Palette. Mit der Wirklichkeit hat das nichts zu tun – im Gegenteil. Die Milch- und Eierindustrie hat nachtschwarze Seiten, die der Fleischindustrie allzu oft in nichts nachsteht. Trotzdem gilt Vegetarismus als tierfreundliche Ernährungsweise. Angesichts der Realität, die Hühner und Kühe erleben, ist das bestenfalls ein schöner Traum, schlimmstenfalls bewusste Ignoranz.

»Wir sind urbane, industrialisierte Menschen, und wir kennen die Ursprünge unseres Essens nicht. Das schließt auch Vegetarier ein, obwohl sie die Wahrheit beanspruchen. Es hat auch mich zwanzig Jahre lang eingeschlossen. Jeder, der Fleisch kaufte, war ein Leugner, nur ich hatte den Fakten ins Gesicht gesehen. Sicherlich, die meisten Menschen, die Fleisch aus Massentierhaltung konsumieren, haben niemals nachgefragt, was dafür gestorben ist und wie. Aber, offen gesagt, die meisten Vegetarier auch nicht«, schreibt Lierre Keith.

Wer glaubt, Vegetarismus klammere das Leiden von Tieren automatisch aus, betreibt Augenwischerei. Der einzige wirklich relevante Unterschied zwischen einem industriell erzeugten Stück Käse und einem Stück Wurst besteht darin, dass für den Käse das Tier nicht sofort sterben musste, sondern ein paar Jahre lang leben durfte – unter Bedingungen allerdings, die es fraglich machen, wie viel besser das Schicksal der Kuh gewesen ist, die ihr Leben als fleischgewordene Milchfabrik im Stall verbringen durfte. In Veganerkreisen läuft Milch unter dem Stichwort »Liquid Meat«. Und das hat, bei aller Plakativität, durchaus seine Berechtigung.

Autor und Landwirt Simon Fairlie war selbst einmal Vegetarier. Ähnlich wie Lierre Keith stellte er seine Ernährungsweise in dem Moment infrage, als er dem Ursprung seiner Nahrungsmittel näher kam – so nah wie jemand, der mit Tieren zusammenlebt.

»Ich fing wieder an, Fleisch zu essen, als ich aufs Land gezogen bin und angefangen habe, Ziegen zu halten. Es hatte etwas mit den männlichen Ziegen zu tun. Sie konnten weder Milch produzieren noch Nachwuchs gebären, also habe ich angefangen, sie zu essen.«[68]

Was für Ziegen stimmt, gilt erst recht für Kühe. Damit eine Kuh Milch produziert, muss sie Kälber gebären. Aus Kuhperspektive ist Milch ja nichts anderes als Babynahrung. Und wir verlangen unseren Kühen einiges ab. Deutschland ist der größte Milcherzeuger in der EU: Etwa 4,2 Millionen Milchkühe werden bei uns gehalten. In den letzten Jahren ging die Anzahl der Milchkühe und der Milchviehbetriebe nicht zuletzt der lächerlich niedrigen Milchpreise wegen zwar zurück – dafür wurde die Milchleistung der einzelnen Tiere weiter gesteigert. Heute geben Milchkühe in Deutschland im Durchschnitt knapp 7000 Kilogramm Milch im Jahr, bis zu 50 Liter Milch täglich. Damit dies möglich ist, müssen Milchkühe nicht nur Kraftfutter fressen, sondern auch praktisch jedes Jahr ein Kalb zur Welt bringen. Was passiert mit den Kälbern? Die weiblichen Kälber bleiben (vorerst) am Leben, damit sie später ihrerseits Milch geben können, die männlichen Kälber haben nichts zu bieten, was den Verbraucher interessiert – und werden also geschlachtet. Die Kalbswurst in der Fleischtheke und das Stück Gouda in der Käsetheke kommen nicht aus getrennten Welten, sondern sind auf das

Engste miteinander verbunden. Aber auch den weiblichen Kühen ergeht es nicht besser. Früher oder später landen sie unterm Messer. Entweder, wie ihre Brüder, schon als Kälber – denn nicht alle weiblichen Kälber werden als spätere Milchproduzenten gebraucht – oder eben etwas später.

Erwachsene Kühe zahlen für die viele Milch, die sie täglich geben, einen hohen Preis. Euterentzündungen etwa kommen sehr häufig vor. Deshalb ist eines der Merkmale, anhand derer die Qualität von Milch geprüft wird, die Anzahl somatischer Zellen in der Flüssigkeit. Somatische Zellen sind nichts anderes als weiße Blutkörperchen, die aus dem Blut der Kuh stammen – und eine Abwehrreaktion des Organismus anzeigen. Bei einer Entzündung steigt die Zahl somatischer Zellen. Die Zellwände platzen, ihre Trümmer verklumpen. In manchen Fällen sind sie in der Milch als Eiterflocken zu sehen.[69] Öko-Milchkühe leiden übrigens ebenso häufig an Euterentzündungen wie konventionell gehaltene Rinder, alle bekommen dagegen Antibiotika.[70] »Moderne Milchkühe haben melkmaschinengerechte kurze Zitzen mit schwachen Ringmuskeln«, erklärt der Tierarzt Christophe Notz, der im Rahmen des Forschungsprojekts »pro-Q« zusammen mit 100 Bauernhöfen fünf Jahre lang daran arbeitete, den Antiobiotika-Einsatz im Kuhstall zu verringern.[71] Solche Euter lassen sich schneller melken, haben aber den Nachteil, dass Krankheitserreger leicht eindringen können. Euterentzündungen, Störungen des Stoffwechsels und der Fruchtbarkeit sind Gründe, weshalb die Kühe bereits mit einem durchschnittlichen Alter von 4,7 Jahren geschlachtet werden.[72] Alle Kühe, egal, ob sie für die Milchproduktion oder als Fleischlieferanten aufgezogen werden, landen letztlich beim Schlachter.

Und auch das Leben vor der Schlachtbank ist keine Idylle. Immer seltener werden Milchkühe auf die Weide gelassen. Und noch immer gibt es die Anbindehaltung für Kühe. Was im Klartext bedeutet, dass Kühe, die das Pech haben, so gehalten zu werden, ihr ganzes Leben auf einem Fleck verbringen. Der Anblick dürfte selbst fanatische Latte-Trinker unter ihrem Milchbart erbleichen lassen. Ich habe jahrelang neben einem Stall gewohnt, in dem die Kühe angebunden standen. Hätte ich nicht gewusst, dass die Tiere da waren, hätte ich es vielleicht nie bemerkt. Der Stall war von den grünsten Wiesen und Feldern umgeben, die sogar mir als Menschen Appetit machten. Aber zu keiner Jahreszeit sah man Kühe dieses Grün abgrasen, weil sie schlicht das ganze Jahr über im Stall blieben. Nur der Jauchegeruch, ein Muhen hier und da und die gelegentliche Ankunft eines silberfarbenen Tanklasters mit dem Logo einer bekannten, nicht eben billigen Milchmarke erinnerte dann und wann an die Existenz der Tiere. Der Bauer selbst und seine Frau waren keine kaltherzigen Geschäftemacher, sondern nette Menschen, die in der Weihnachtszeit Plätzchenteller vorbeibrachten und die zugaben, dass sie das Schicksal ihrer Tiere trostlos fanden. Aber der niedrigen Literpreise wegen, die sie für ihre Milch bekamen, sagten sie, lohnte es sich einfach nicht, die Tiere nach draußen zu lassen – zu viel Aufwand, zu wenig Geld. Im Stall blieben die Kühe pflegeleichte, bewegungslos mampfende Milchriesen, deren Ketten leise rasselten. Nachdem ich das einmal aus der Nähe gesehen hatte, kaufte ich die Milch lieber im kilometerweit entfernten Bioladen als von meinen Nachbarn. Vor kurzem hat der Bauer übrigens das Milchgeschäft aufgegeben. Jetzt mästet er Tiere zum Schlachten.

Auch in Sachen Energieaufwand und Klimaschutz tut der Milchtrinker der Welt keinen wesentlich größeren Gefallen als der Fleischesser. Nach Berechnungen der FAO erzeugt nicht nur die Rindfleisch-, sondern auch die Milchproduktion besonders viele Treibhausgase – vor allem dann, wenn die Tiere, wie bei modernen Milchkühen üblich, Getreide und Sojabohnen fressen.[73] Gidon Eshels Berechnungen zufolge schneiden Eier und Milch energetisch zwar immer noch besser ab als Steaks von Kraftfutterrindern. Hier springen bei 100 in die Produktion investierten Kalorien nur 6,4 Fleischkalorien heraus. Huhn dagegen schneidet mit 18,6 Kalorien fast so gut ab wie Milch – und besser als Eier.[74]

A propos Eier: Über 80 Prozent aller deutschen Eier werden trotz Legebatterieverbot in Käfighaltung erzeugt. Die heißt jetzt zwar euphemistisch Kleingruppenhaltung (was für mich mehr nach Kindergarten klingt als nach Hühnerstall) – geändert hat sich aber nicht viel. In der alten Käfighaltung bekam jede Henne 550 cm² Platz, also weniger als eine DIN-A4-Seite. Jetzt sind es 800 cm², die zusätzliche Fläche entspricht damit etwas mehr als der eines aufgeklappten Reisepasses. Die Entfaltungsmöglichkeiten eines Huhns sind auf diesem Platz, gelinde gesagt, noch immer eher bescheiden, Tierschützer lehnen die Kleingruppenhaltung deshalb ab.

Das moderne Huhn legt Eier in einem Takt, die an Akkordarbeit erinnert. In der freien Natur würde ein Huhn je nach Art etwa fünf bis zehn Eier legen – und dann mit dem Brüten beginnen, bis, nach 21 Tagen, die Küken schlüpfen würden. Da die Eier nicht bei den Tieren bleiben, sondern auf dem schnellsten Weg in Omelette und Kuchen landen, entfällt die Brutpause. Die Hühner brüten überhaupt nicht, sondern legen permanent Eier. Da das eine extrem kräftezehrende Angelegenheit ist (man stelle sich vor, wenn der Vergleich auch hinkt, eine Frau müsste ständig gebären), haben diese Hühner eine entsprechend niedrige Lebenserwartung.[75] Den männlichen Küken geht es schon kurz nach dem Schlüpfen an die flaumigen Kragen. Der britische Fernsehkoch Jamie Oliver, der ohnehin viel für Aufklärung in Sachen Lebensmittel tut, schockierte sein Publikum in der RTL-Sendung »Jamies Hühnerhölle«, indem er kurzerhand live vorführte, wie die Eierindustrie mit den männlichen Küken verfährt: Er ließ sie in einen Glaskasten sperren und mit Kohlenmonoxid ersticken. Kein perverser Quotentrick, sondern in der Industrie alltägliche Praxis. Andere Hersteller schreddern die lebendigen Küken in Geräten, die »Homegenisator« oder »Muser« heißen. Was genau das bedeutet, wonach es klingt. Anschließend verarbeitet man sie zu Tiermehl – oder zu Dünger. Wie gesagt: Pflanzen haben keine moralischen Vorurteile gegen Fleisch.

An dieser Stelle begehrt der gesunde Menschenverstand auf. Wieso lässt man männliche Küken nicht wenigstens zu Hähnen werden, bevor man ihnen den Garaus macht? Statt Kükenmus hätte man zumindest ein paar Braten im Rohr.

Die Lösung des Rätsels ist ebenso einfach wie unangenehm. Heutige Legehennen sind meistens Hybriden, die aus der Kreuzung von Tieren mit besonderen und reinen Merkmalen hervorgehen. Die zwei wichtigsten Merkmale – Eierzahl und Fleischansatz – lassen sich per Züchtung nicht auf einen Nenner bringen, sie sind negativ korreliert. Ein modernes Huhn ist also entweder eine fixe Eierlegehenne oder ein fleischiger Brocken, je nach Rasse. Eine moderne Hochleistungshenne legt etwa 300 Eier im Jahr, wild lebende Hühner bringen es auf 50 bis 60 Stück.[76] Für den Produzenten lohnt es, sämtliche männlichen Küken einer Rasse, die auf effizientes Eierlegen gezüchtet wurde, wie ein Nebenprodukt zu behandeln – sie also zu töten. Und das in gewaltigem Ausmaß. Etwa jedes zweite geschlüpfte Huhn ist ein Männchen. Jedes Jahr werden laut Tierschutzbund in der EU circa 280 Millionen Küken getötet und vernichtet, davon in Deutschland allein 45 Millionen. Das gilt übrigens auch für Öko-Eier. Zwar ist es heute bereits möglich, die unerwünschten männlichen Küken schon vor dem Schlüpfen zu erkennen und auszusortieren – diese Methode ist aber bisher sehr teuer. Die

Alternative wären Hühner, die sowohl gute Eierleger sind, als auch als Brathähnchen etwas hermachen: Am sogenannten »Zweinutzungshuhn« wird bereits geforscht – bisher aber mit wenig Erfolg.

Angesichts dieser Fakten mutet es seltsam an, dass Menschen wie Paul McCartney die Botschaft verbreiten, Vegetarismus sei ein Mittel, die Welt zu retten. Sicher, auch bei Eiern und Milchprodukten gibt es Abstufungen in Sachen Tierschutz und Qualität. Diesen Teil der Botschaft hat Paul aber anscheinend vergessen. Für Eier, Milch und Fleisch gilt aber die gleiche Regel: Ob man mit der Wahl seines Mittagessens eher Teil des Problems oder Teil der Lösung ist, liegt nicht so sehr am Produkt selbst, wie an dessen Herkunft.

10

Der Hunger nach einfachen Wahrheiten

»Fleischessen bedeutet Hunger für die Welt. Es gibt mehr als genug Nahrung auf der Welt, um die gesamte Menschheit zu ernähren. Warum müssen also immer noch 840 Millionen Menschen hungern? Dafür ist teilweise unsere auf Fleisch basierende Ernährung verantwortlich. Denn Land, Wasser und andere Ressourcen, die für den Anbau von Nahrungsmitteln für den Menschen eingesetzt werden könnten, werden stattdessen für den Anbau von Futtermitteln für sogenannte ›Nutz‹-tiere verschwendet. Nach dem jüngsten Bericht der Compassion in World Farming wird Getreide, das dazu genutzt werden könnte, die Hungernden zu ernähren, stattdessen dazu verwendet, Tiere für Nahrung zu mästen.«

So stellt PETA den Zusammenhang zwischen Welthunger und Fleischkonsum her. In einem haben sie Recht: Hunger und Nahrungsmittelunsicherheit gehören zu den dringendsten Problemen überhaupt. Die Weltgemeinschaft hat sich 1996 feierlich dazu verpflichtet, den Hunger in der Welt bis zum Jahr 2015 zu halbieren – von rund 840 Millionen Menschen auf 420 Millionen.[77] 2015 ist mittlerweile erschreckend nah, und es gibt schlechte Nachrichten: Nicht nur ist das erstrebte Ziel nicht erreicht worden. Es ist sogar alles noch schlimmer geworden. Die Zahl der weltweit Hungernden ist auf über eine Milliarde gestiegen.[78]

Absurderweise sind gleichzeitig eine Milliarde Menschen so übergewichtig, dass sie ihre Gesundheit gefährden. Wenn an dieser Stelle noch jemand Zweifel gehabt haben sollte, machen spätestens die genannten Zahlen eindeutig klar: Mit unserem Lebensmittelsystem läuft etwas grundsätzlich falsch.

Was tun? Der deutsche Vegetarierbund sieht es wie PETA: Der Verzicht auf den jährlichen Import von 50 Millionen Tonnen Futtermittel in die EU würde ausreichen, um 600 Millionen Hungernden in der Welt eine zusätzliche Mahlzeit auf die Teller zu packen. Die Logik dieser Rechnung ist einfach: Um ein Kilo Fleisch zu produzieren, sind laut PETA 16 Kilo Getreide nötig. Würden alle aufhören, Fleisch zu essen, könnte man das gesparte Getreide an hungernde Menschen verteilen – und so das Problem Welthunger lösen. 16 Kilo sind wahnsinnig übetrieben – das Bundesministerium für Landwirtschaft spricht, wie bereits erwähnt, von 3,7 Kilo Getreide pro Kilo Rindfleisch – und sagt auch, warum die höheren Zahlen sinnlos sind: Sie stimmen nur, wenn die Tiere mit nichts als Getreide gefüttert werden. Aber zumindest in Deutschland bekommen die Tiere, Biorinder sowieso, vor allem Futter, das Menschen nicht verdauen können – Gärfutter aus Gras und Mais. An dieser Stelle in der Vegetarismusdebatte wird immer wieder gern Frances Moore Lappés Buch »A Diet For a Small Planet« zitiert: »Stellen sie sich vor, Sie setzten sich mit einem halben Pfund Steak zum Essen hin. Als Nächstes stellen Sie sich vor, im gleichen Zimmer säßen 45 bis 50 Menschen vor leeren Schüsseln. Die ›Fütterungskosten‹ Ihres Steaks könnte jede dieser Schüsseln mit einer ganzen Tasse gekochten Getreides füllen.«[79] Lappé hat Recht. Aber: Wieder gilt diese Rechnung nur für Tiere, die mit Getreide gefüttert wurden. Für Tiere, die Futter gefressen haben, das Menschen nicht essen können, gilt das nicht. Im Gegenteil: Sie schaffen sogar eine zusätzliche Nahrungsmittelquelle – indem sie etwa dort grasen, wo Getreide- und Gemüseanbau nicht möglich oder nachhaltig wäre.

Aber lassen wir diesen Punkt einmal beiseite. Vergessen wir sogar den Preis, den die Umwelt, und damit wir, für die Getreide, die wir an Tiere verfüttern, zahlen. »Wie wir gesehen haben, ist für die Produktion von Getreide die Rodung von Wäldern, das Pflügen von Prärien, die Trockenlegung von Feuchtgebieten und die Zerstörung der Humusschicht nötig. In den meisten Teilen der Erde wird das niemals nachhaltig sein, und wo es doch so sein könnte, ist eine Wechselwirtschaft mit Tieren auf Weiden nötig. Es ist lächerlich bis an die Grenze des Wahnsinns, dieses welt-zerstörende Getreide zu nehmen und es einem Wiederkäuer zu verfüttern, der sich problemlos in diesen nun zerstörten Wäldern, Wiesen und Feuchtgebieten hätte ernähren und dabei noch die Humusschicht und Artenvielfalt hätte aufbauen können«, schreibt Lierre Keith.

Das ist alles ist richtig. Dennoch ist der Schluss, weniger Fleischkonsum bedeute automatisch weniger Hungerleiden, eine viel zu einfache Rechnung. In ihrer Logik erinnert sie fatal an die altbekannte Mahnung der Eltern am Esstisch, das Kind solle sein Gemüse aufessen, denn in Afrika hätten die Kinder Hunger. Als würde der Brokkoli, den das deutsche Kind auf seinem Teller liegen lässt, einem Kind in einem Entwicklungsland fehlen. Genauso gut könnte man behaupten, niemand dürfe mehr das Licht anmachen, weil der Strom sonst in afrikanischen Dörfern fehle.

Ja, wir sollten dringend weniger Fleisch essen. Dafür gibt es viele gute Gründe. Aber die Idee, der Verzicht auf das Kotelett vom Mais-gemästeten Huhn würde Getreidebrei in die Schüsseln hungernder Kinder spülen, funktioniert nicht. Der Weltagrarbericht gibt an, dass nur etwa zwei Drittel der Menschen ausreichend mit Vitaminen und Mineralstoffen versorgt sind – eine Folge der Weizen-, Reis- und Mais-Monokulturen, die eine Reihe nährstoffreicherer Pflanzen verdrängt haben. Menschen, die am Mangel dieser Nährstoffe leiden, sind schwächer und anfälliger für Krankheiten. Ausgerechnet jene Lebensmittel also, die nach Meinung von Vegetarierbund und PETA hungernden Menschen gegeben werden sollten, machen genau diese Menschen jetzt schon krank. Viel wichtiger noch: Wer sagt denn, dass es eine gute Idee wäre, riesige Getreidemengen billig über Entwicklungsländern auszukippen? Niemand, der etwas davon versteht. Denn dort, wo dergleichen praktiziert wurde, ist das Resultat verheerend. Keine internationale Hilfsorganisation, die etwas zu melden hat, empfiehlt Vegetarismus als Lösung des Welthungerproblems.

Besser denn je wissen Experten und Politiker, dass Hunger keine Folge von echter Knappheit ist, sondern von Ignoranz und politischer Kurzsichtigkeit. Die Absurdität des Welthungerproblems liegt darin, dass jetzt schon genug Nahrungsmittel vorhanden sind – aber nicht alle Menschen kommen an sie heran. Laut FAO produziert die globale Landwirtschaft 17 Kalorien mehr pro Person als vor 30 Jahren, obwohl die Bevölkerung um 70 Prozent gewachsen ist.[80] Es wird allein so viel Getreide produziert, dass jeder einzelne Mensch auf der Welt 3500 Kalorien täglich essen könnte – mehr als genug, um nicht zu hungern. 3500 Kalorien, das reicht sogar locker zum Fettwerden.[81] Und dabei sind Gemüse, Eier und Milch noch gar nicht eingerechnet. »Überfluss, nicht Knappheit, beschreiben die Lebensmittelversorgung der Welt heute am besten«, schreibt Frances Moore Lappé in ihrem Buch. Lappé zufolge haben selbst die hungrigsten Länder genug Lebensmittel zur Verfügung, um sämtliche Einwohner satt zu kriegen. Ja, viele dieser Länder exportieren sogar Nahrungsmittel. »Die Weltgemeinschaft ist leicht in der Lage, Armut und Hunger in kurzer Zeit auszumerzen«, erklärt optimistisch die FAO.[82] Aber selbst in den USA, die ja nun wirklich kein Problem der Lebensmittelknappheit haben, leiden

Menschen Hunger und können Millionen Menschen sich keine gesunde Ernährung leisten. Obwohl die Nahrungsmittelindustrie dank moderner Technologien heute im Vergleich zu hundert Jahren zuvor unglaublich produktiv ist, leidet gut ein Sechstel der Menschheit Hunger. In der Minute, in der ich diese Zeile schreibe, verhungern elf Kinder, am Ende des Kapitels werden es Hunderte sein.[83] Nicht, weil keine Nahrung in ihrer Nähe vorhanden wäre. Sondern ganz einfach aus Armut. Egal, wo auf der Welt man lebt: Wer Geld hat, kann sich Nahrung kaufen. Wer keins hat, hungert. Der weit verbreitete und hartnäckige Hunger in der Welt ist einer der größten Widersprüche unserer Zeit, denn Nahrung ist vorhanden.

Die Lösung für dieses Problem besteht nicht, wie PETA zu glauben scheint, darin, Hungernden billiges oder kostenloses Getreide zu geben – so logisch das auf den ersten Blick scheinen mag. Denn solche Getreidespenden stillen den Hunger nur auf kurze Sicht. Auf lange Sicht zerstören sie die lokalen Märkte. Es gibt dafür ein Fachwort: Agrardumping. Im Regelsystem der Welthandelsorganisation (WTO) meint Dumping, dass Produkte künstlich verbilligt und unterhalb der Produktionskosten im Herstellungsland auf den Markt gebracht werden.[84]

Wenngleich es zweifellos Unsinn ist, Tiere mit Getreide zu mästen, fressen diese Tiere den Hungernden nichts weg. Sowohl Hunger als auch die massenhafte Fleischproduktion haben eine gemeinsame Wurzel: Beides ist nicht zuletzt eine Folge der Getreideüberproduktion. Seit eine industrialisierte Landwirtschaft mit Hilfe von Pestiziden, Düngern, Gentechnik riesige Ernten erzielt, gibt es auch Überschüsse. Dass diese weiterhin produziert werden, liegt auch daran, dass 73 Prozent des Weltgetreidemarktes von vier Konzernen kontrolliert werden, welche die Preise diktieren können. Und diese Preise sind so niedrig, dass Landwirte riesige Mengen produzieren, um wirtschaftlich zu überleben. Die Überschüsse landen in den Mägen von Tieren, die wir essen, und auf den Märkten von Entwicklungsländern.

»Agrarprodukte aus den Industrieländern werden von den Handelsunternehmen zu Preisen, die unter den Produktionskosten im Ursprungsland liegen, auf die Märkte in den Entwicklungsländern gebracht, unterbieten die Preise für lokale Agrarprodukte und zerstören damit die heimischen Märkte für die Kleinbauern und -bäuerinnen«, schreibt Germanwatch.[85] Die Organisation *Brot für die Welt* hat in einer Studie über die Reismärkte in Ghana, Indonesien und Honduras[86] festgestellt, dass billige Reisimporte in diesen Ländern noch mehr Armut und Hunger verursacht haben, weil die einheimischen Bauern mit dem Billigreis aus dem Ausland nicht konkurrieren konnten. Denn selbst wenn die Produktionskosten des Herstellers in einem Industrieland höher sind als die eines Bauern in einem Entwicklungsland, hat Ersterer einen entscheidenden Vorteil: Als Subventionsempfänger ist er nicht darauf angewiesen, mit seiner Ernte Profit zu machen. Er kann sie also zu Schleuderpreisen verkaufen. Auf offenen Märkten haben Bauern gegen subventionierte Nahrungsmittelimporte keine Chance. Immer mehr Entwicklungsländer sind auf Lebensmittelimporte angewiesen, weil die lokalen Bauern angesichts der Konkurrenz aus dem Ausland einfach aufgeben.

Absurd, aber wahr: Einerseits zahlen Industrieländer finanzielle Hilfe an Entwicklungsländer, um deren Armut zu lindern, gleichzeitig verstärken sie Armut, indem sie Billiglebensmittel importieren. Nur ein Beispiel: In den USA produzierter Reis ruiniert laut einem Bericht der Organisation OXFAM den Reismarkt in Haiti, weil der importierte Reis in Haiti weniger kostet als die lokal produzierten Körner. Der Schleuderpreis des amerikanischen Billigreises wiederum ist eine Folge der 434 Millionen Dollar Subventionen, welche die USA an amerikanische

Reisanbauer zahlt. Ein Betrag, der letztlich weit höher liegt als die finanzielle Hilfe, mit der die USA Haiti unterstützen: Diese liegt bei 353 Millionen Dollar. Als Folge dieser absurden Politik geben immer mehr haitianische Bauern ihre Reisfelder auf.

Das Agrardumping der Industrieländer zerstört so die Existenzgrundlage vieler Kleinbauern in armen Ländern. Jean Ziegler, der ehemalige UN-Sonderberichterstatter für das Recht auf Nahrung, kritisiert besonders die EU dafür, dass sie Agrardumping praktiziert. »Sie können in jedem beliebigen afrikanischen Land französische, griechische oder italienische Produkte für die Hälfte des entsprechenden afrikanischen Preises kaufen.«[87] Und das ist bei weitem keine Kleinigkeit. Die Landwirtschaft macht in Entwicklungsländern, die keine sonstigen Ressourcen haben, den größten Teil der Wirtschaft aus. Mehr als die Hälfte der erwerbsfähigen Bevölkerung in den Entwicklungsländern verdient ihr Auskommen in der Landwirtschaft. Billiglebensmittel ruinieren die Existenzgrundlage dieser Menschen.

Man sollte daraus nicht die falschen Schlüsse ziehen: Entwicklungshilfe hat ihren Sinn. Aber Billiggetreide aus Industrieländern ist keine Entwicklungshilfe, sondern eine praktische Methode, Überschüsse loszuwerden. Entsprechend fordert der Weltagrarbericht, den Hunger nicht mit Nahrungsmittellieferungen aus anderen Ländern zu bekämpfen, sondern Kleinbauern beim Anbau von Getreide zu unterstützen.[88] Auch OXFAM rät dringend, Lebensmittelhilfe auf den lokalen Märkten der Länder zu kaufen, in denen die Hilfe geleistet werden soll.[89] Denn gerade die kleinen Bauern, nicht die Agrarriesen, sind das Rückgrat der Welternährung, weil sie den größten Teil aller Lebensmittel produzieren – auf Höfen, die kleiner sind als zwei Fußballfelder. Gleichzeitig machen verarmte Bauern und ihre Angehörigen unter den Allerärmsten der Welt die große Mehrheit aus.

Nun muss das Getreide ja nicht unbedingt aus Industrieländern in Entwicklungsländer exportiert werden. Die Industrieländer könnten auch auf Fleisch verzichten und das gesparte Getreide selbst essen. »Wenn alles Getreide, das in den USA zur Zeit an Nutztiere verfüttert wird, direkt von Menschen konsumiert werden würde, läge die Anzahl der Menschen, die satt werden könnten, bei 800 Millionen«, erklärte David Pimentel, Ökologieprofessor am Cornell University's College, schon 1997.[90] Pimentel wendete sich damit aber nicht gegen Fleischverzehr an sich. Sondern wieder – gegen die Getreidefütterung.

Die Weltbevölkerung wird wachsen. Von heute 6,5 Milliarden auf über neun Milliarden Menschen im Jahr 2050. Und damit wird auch der Appetit auf Fleisch größer werden. Mittlerweile haben wir uns nicht nur selbstverständlich an ein riesiges Nahrungsmittelangebot dank riesiger Ernten gewöhnt, wir sind auch auf sie angewiesen. Zumindest dann, wenn wir unseren Lebensstil aufrechterhalten wollen, und erst recht, wenn Länder wie China und Indien sich unsere Essgewohnheiten zulegen. Früher aßen die Chinesen nur wenig Fleisch, denn Fleisch war eine Beilage, Hauptgericht war Reis. Heute entwickelt sich die Nachfrage nach Fleisch nirgends so stark wie im Osten Asiens. »Wenn der Fleischverbrauch der Entwicklungsländer so hoch ansteigt, dass er an unseren Level heranreicht, würde das globalem Selbstmord entsprechen«, meint Mark Bittman.[91]

Seit Regionen wie China, Russland und die arabischen Länder mehr Milch verbrauchen, die Nachfrage also wächst, steigen auch die Preise für Milchprodukte. Ein Viertel der deutschen Milch wird bereits ins Ausland exportiert. Die niederländische Rabobank, einer der weltweit größten Kreditgeber für landwirtschaftliche Produkte, hat ausgerechnet, dass der Milchkonsum seit dem Jahr 2000 um jährlich 13 Milliarden Liter zugenommen hat. Ähnliches wird vermutlich mit Fleisch passieren. Der jährliche Fleischverzehr pro Kopf wird in Ostasien bald über die 50-Kilo-Marke klettern, schätzt die FAO, und wird dann also fast so hoch sein wie in Deutschland. Fest steht: Je mehr Fleisch die Menschen verzehren, desto mehr Getreide braucht die Welt, um alle satt zu kriegen. Diese Fleischmassen lassen sich nur mit Kraftfutter erzielen. Das ist in der Tat eine beunruhigende Vorstellung. Klimaforscher Henning Steinfeld meint deshalb: »Grass-Fed-Beef ist Quatsch. Die Leute müssen aufhören, in Grass-Fed-Beef eine Lösung zu suchen, das ist Nostalgie.«[92] Sein Argument: Es ist egal, wie die Menschen in den Industrieländern sich ernähren, da der Appetit der Schwellenländer auf Fleisch der entscheidende Faktor ist. Wenn man aber diesen Gedanken zu Ende denkt, ist eigentlich alles egal. Wenn man jede bewusste Lebensweise im Schatten des möglicherweise umweltschädlichen Verhaltens von 1,3 Millliarden Chinesen sieht, kann man auch einfach Tee trinken und das Ende abwarten. Steinfelds Alternative, noch intensiviere Massentierhaltung, ist gar keine, denn sie zerstört sich auf absehbare Zeit selbst. Die einzige realistische Alternative – und realistisch heißt nicht einfach – besteht in dem, was Steinfelds eigener Arbeitgeber, die FAO, in ihrem Weltagrarbericht verlangt: Nachhaltige Landwirtschaft. Bezogen auf das Welthungerproblem ist der entscheidende Punkt nicht die Frage, ob eine nachhaltige Landwirtschaft die neun Milliarden Menschen der Zukunft ernähren kann. Die Antwort kennt keiner, da wir es nicht probiert haben. Das Einzige, das wir mit Sicherheit wissen, ist, dass unsere jetzige Landwirtschaft die Menschen nicht ernährt – trotz der Massen an Nahrung, die sie produziert.

| |

Steaks sind keine Sargnägel

Jahrelang war ich sicher: Sich vegetarisch zu ernähren war einfach gesünder, grundsätzlich. Es gibt diesen Mythos. Selbst überzeugte Fleischesser glauben daran. Tatsächlich gibt es dafür, wie der amerikanische Statistiker Russell Smith in einer Vergleichsstudie herausgefunden hat, kaum wissenschaftliche Beweise.[93] Einer der wenigen Belege ist eine Langzeitstudie des Deutschen Krebsforschungszentrums, die zeigte, dass Menschen, die gar kein oder wenig Fleisch essen, länger leben als der Durchschnitt der Bürger.[94] Was aber, wie die Forscher feststellten, wahrscheinlich gar nicht am Verzicht auf Steaks und Parmaschinken lag, sondern daran, dass die Vegetarier insgesamt bewusster lebten, sich mehr bewegten, nicht rauchten und weniger Alkohol tranken. Steaks an sich sind keine Sargnägel, daran ändert auch die Hysterie um gesättigte, also vor allem tierische Fette nichts, vor denen auch die Deutsche Gesellschaft für Ernährung lange warnte. Das gilt übrigens auch für die Annahme, fettarme Mahlzeiten seien gesünder. Es kommt immer auf die Menge an. Fast alles, was maßlos verdrückt wird, schadet. Ein Waschbecken voller fettarmer Cracker richtet mehr Ärger im Körper an als ein normales Salamibrot. Letzteres wird zu Unrecht als arterienverklebender Dickmacher behandelt.

Eine weitere, langjährige Studie zum Thema fettarmer Ernährung, die im Rahmen der Nurses's Health Study der Universität Harvard durchgeführt wurde[95], hat gezeigt, dass Frauen, die sich fettarm ernährten, weder seltener unter Brustkrebs oder Darmkrebs noch Herz-Kreislauf-Erkrankungen litten. Die fast 50 000 fettarm ernährten Frauen, die für die Studie beobachtet wurden, waren noch nicht einmal dünner als Frauen, die normal aßen – im Durchschnitt wogen sie das Gleiche. Walter Willett, Vorsitzender der Abteilung für Ernährung an der Harvard School of Public Health, sagte über die längste und umfassende Studie hinsichtlich von Diäten und Ernährungsweisen, die jemals durchgeführt wurde (mit Daten von über 300 000 Teilnehmern), dass die Ergebnisse eindeutig im Widerspruch zu der weithin verkündeten Fettarm-ist-gesund-These standen.[96] Im Gegenteil: Die Verkündung des Low-Fat-Dogmas in den USA fällt sogar mit einem *Anstieg* der Fettleibigkeitsraten zusammen. »Unsere Cholesterinwerte sind gesunken, wir rauchen weniger, und trotzdem treten Herzkrankheiten nicht, wie wir erwartet haben, weniger auf.«[97] Mittlerweile weiß man: Der Körper stellt den größten Teil, etwa 80 Prozent, seines Cholesterins selbst her. Und einige Lebensmittel, die dem fettarmen Dogma entsprechend echte Todesmittel sein müssten, sind sogar gesund, wenn man sie in ihrer Gesamtheit betrachtet: Entscheidend ist das Verhältnis von »gutem« und »bösem« Cholesterin. Man nimmt an, dass »gutes« HDL-Cholesterin vor Herzinfarkten schützen kann, indem es Arterienverkalkungen verhindert, während das »böse« LDL-Cholesterin sie fördert, indem es sich gemeinsam mit anderen Stoffen an den Wänden von Blutgefäßen anlagert und sie verengt. HDL bedeutet »High Density Lipoprotein«, »LDL« entsprechend »Low Density Lipoprotein«.[98] Manche fetten, tierischen Lebensmittel haben so hohe HDL-Werte, dass sie die Cholesterinwerte des Konsumenten *positiv* beeinflussen können. »Wenn Sie die Zahlen ausrechnen, kommen Sie zu dem surrealen Ergebnis, dass Sie Schmalz glasweise essen können und Ihr Risiko für Herzkrankheiten dabei vermutlich senken«, schrieb Gary Taubes in seinem Artikel »What if it's all been a big fat lie?« (»Was, wenn es alles eine dicke fette Lüge war?«) in der *New York Times*.[99] Tatsächlich basiert die These, nach der Schweineschmalz und Butter unsere Cholesterinspiegel nach oben treiben, auf einem unlogischen Experiment des russischen Arztes Nicolai Anitschkow. Der Mann fütterte vor fast hundert Jahren pflanzenfressende Tiere mit großen Mengen tierischen Cholesterins. Darauf enwickelten diese Tiere Arteriosklerose, verkalkte Arterien also, die zu Schlaganfällen und Herzinfarkten führen können.[100] Da wir aber keine Kaninchen sind, sondern Menschen und damit Allesfresser, kann uns eigentlich egal sein, wie Tiere, die von Natur aus kein tierisches Cholesterin zu sich nehmen, darauf reagieren. Wissenschaftlich sind Anitschkow und seine geistigen Nachfolger längst vielfach widerlegt. Trotzdem hält sich die Idee, wir müssten Olivenöl statt Schmalz zu uns nehmen, um unsere Arterien zu retten.

All der fettarme Käse, all die dünnen Joghurts und pflanzlichen Aufstriche helfen Menschen mit erhöhtem Cholesterinspiegel herzlich wenig. In meinem Elternhaus kamen jahrelang nur fettarme Käse und Pflanzenmargarine statt Butter auf den Tisch. Für alle, die es noch nicht wissen: Der Geschmack und die Konsistenz fettarmen Käses entsprechen zu hundert Prozent Geschmack und Konsistenz von Plastikschnellheftern. Laut dem Schweizer Ernährungswissenschaftler Paolo C. Colombani ist die Empfehlung, möglichst wenig tierisches Fett und viele Kohlenhydrate zu essen, längst veraltet.[101] Selbst wenn es stimmen würde, wäre der Unterschied wahrscheinlich minimal: Eine Frau, die seit ihrem zwanzigsten Lebensjahr weitgehend auf gesättigte Fette verzichtet, würde wahrscheinlich gerade mal drei Wochen länger leben. Drei Wochen – die sie damit bezahlt, dass sie ihr ganzes Leben lang beim Essen ein schlechtes Gewissen hat. »Die ständige Sorge, ob wir uns richtig ernähren, schlägt wahrscheinlich mehr auf die Gesundheit als Cholesterin, Fett, Alkohol, Koffein oder Nikotin«, glaubt David Warburton, Psychopharmakologe an der University of Reading bei London.[102] Lebensmittel sind eben nicht nur die Summe der darin enthaltenen Nährstoffe, sondern auch immer Teil einer Kultur, in der Mahlzeiten bestimmte soziale und psychologische Funktionen erfüllen. Das gemütliche Frühstück im Bett, Kochen mit Freunden und Abendessen mit der Familie: Das ist Lebensqualität. Es mag nebensächlich scheinen, ist aber tatsächlich ein entscheidend wichtiger Punkt, wenn es um unser Wohlbefinden geht – und damit auch um unsere Gesundheit. Was bringt eine vermeintlich gesunde Ernährung, wenn das Essen einfach nicht befriedigt? »Einige der köstlichsten Bestandteile des Essens als Giftstoffe zu behandeln, wie die Ernährungswissenschaft uns im Fall von Fett beigebracht hat, hilft unserem Glücksgefühl als Esser wenig weiter«, glaubt Michael Pollan.

Ein berühmtes Beispiel ist das französische Paradox. Es beschreibt ein Phänomen, das gängigen Ernährungsempfehlungen widerspricht, aber intuitiv sofort einleuchtet: Kurz gesagt, essen die Franzosen viele gesättigte Fette und trinken jede Menge Wein, leben damit aber insgesamt länger und sicherlich genussvoller als nervös auf ihre Ernährung achtende Amerikaner. »Ich frage mich, ob es nicht sinnvoller wäre, über ein amerikanisches Paradox zu sprechen – also bemerkenswert ungesunde Menschen, die von der Idee besessen sind, gesund essen zu müssen«, überlegt Pollan.[103]

Dass heute weniger Menschen als früher an Herz-Kreislauf-Erkrankungen sterben, liegt mit größter Wahrscheinlichkeit nicht daran, dass die Menschen sich gesünder ernähren, sondern daran, dass die Medizin Fortschritte gemacht hat. Es sind also nicht weniger Menschen von diesen Krankheiten betroffen als früher – wir können sie nur besser heilen.

Gleichzeitig gibt es nicht wenige Anzeichen dafür, dass das Problem unserer Ernährung nicht im tierischen Fett liegt, sondern in einem grundsätzlichen *Zuviel*. Zu viel Fleisch macht krank, zu viele Körner machen auch krank. Es gibt überzeugende Hinweise darauf, dass die Entwicklung des Getreideanbaus und der vermehrte Verzehr dieser Körner anstelle der fleischlastigen Diät der Jäger und Sammler viele typische Zivilisationskrankheiten wie Fettsucht, Herzkreislauferkrankungen und Diabetes erst möglich gemacht haben.[104] Bis vor 500 Generationen verzehrten alle Menschen eine Diät aus wilden, unverarbeiteten Nahrungsmitteln, die gesammelt und gejagt wurden. Darin enthalten waren viel mageres Eiweiß, mehrfache und einfache ungesättige Fettsäuren, Vitamine, Mineralien, Ballaststoffe. Studien und Knochenfunde zeigen, dass Jäger und Sammler insgesamt sehr gesund waren und keine Anzeichen der modernen Zivilisationskrankheiten aufwiesen. Vertreter der sogenannten Steinzeit-Diät meinen, wir seien genetisch immer noch an diese Art der Ernährung angepasst – der Wechsel zum Ackerbau fand menschheitsgeschichtlich erst vor kurzem statt, also vor etwa 10 000 Jahren. Eine Untersuchung der Wissenschaftler Staffan Lindberg, Loren Cordain und S. Boyd Eaton kommt zu dem Schluss: »Mageres Fleisch, Fisch, blättrige grüne Gemüse und Früchte sind aufgrund unserer langen, vor-landwirtschaftlichen, ursprünglichen Periode als gesundheitsfördernd zu empfehlen, da diese Lebensmittel die menschliche Evolution antrieben. Milchprodukte, Getreide, Bohnen, Salz, separierte Fette und raffinierte Kohlenhydrate, inklusive Zucker, sind ›neu‹. Es gibt zunehmende Beweise dafür, dass ihre Aufnahme in die menschliche Ernährung nachteilige Wirkung auf die Gesundheit haben kann, besonders in Bezug auf die Förderung von Krankheiten (...) die theoretische Untermauerung der altsteinzeitlichen Ernährung ist stabiler als die irgendeines anderen gesundheitsfördernden Ernährungsschemas.«[105]

Wer ganz auf Fleisch und tierische Produkte verzichtet, wird wahrscheinlich viele Kohlenhydrate essen. Genau das ist aber alles andere als gesund. Den Trend, eine eher fett- und eiweißhaltige Nahrung mit eher kohlenhydratreichem Essen zu ersetzen, gab es, wie so viele Modeerscheinungen, in den USA schon, bevor er nach Deutschland geschwappt ist. Interessanterweise ging dort die Kampagne für eine fettarme Ernährung ausgerechnet mit der Zunahme zweier äußerst krankhafter Erscheinungen in der Bevölkerung einher: Übergewicht und Diabetes. Eine Harvard-Studie fand heraus, dass eine kohlenhydratbasierte Ernährung zu Gewichtszunahme führen kann.[106] Demzufolge stören einfache Kohlenhydrate den Insulinstoffwechsel in einer Weise, dass der Körper mehr Fett speichert. Mit anderen Worten: Selbst wenn man wenig Fett isst, aber viele einfache Kohlenhydrate, nimmt man dennoch zu.

Aber selbst komplexe Kohlenhydrate, die in Vollkornbrot und Nudeln stecken, sind nicht unbedingt die Heilsbringer, als die sie oft verkauft werden. Alle Kohlenhydrate sind letztlich Zucker. Und Zucker wird beim Verdauen in Glukose umgewandelt. Bei Haushaltszucker geht das schneller, bei Hirsebrei langsamer. »Es gibt nur einigermaßen akzeptable und schreckliche Zucker«, schreibt der amerikanische Arzt und Autor Michael Eades. Der Unterschied zwischen einfachen und komplexen Kohlenhydraten liegt darin, dass es sich in dem einen Fall um einzelne Moleküle handelt, in dem anderen um Molekülketten. Die Zuckermoleküle in Getreide sind Polysaccharide, bestehen also aus mehreren Molekülen. Die vermeintlich gesünderen Zucker zerlegt der Körper aber auch wieder in einfache Moleküle. Was also bei dem Verdauungsprozess eines Vollkornbrots oder einer Handvoll Gummibärchen herauskommt, ist das Gleiche – Glukose, Einfachzucker.

Eine gewisse Zeit nach einer kohlenhydratreichen Mahlzeit

steigt der Glukosegehalt in unserem Blutkreislauf rapide an, und die Bauchspeicheldrüse schüttet große Mengen Insulin aus, um der überschüssigen Glukose Herr zu werden.[107] Das Hormon Insulin aber ist für die Fettspeicherung im Körper verantwortlich. Es wird deswegen auch das »Masthormon« genannt. Insulin zieht die Glukose aus dem Blut. Ein Teil der Glukose wird in Glykogen, eine Stärke, umgewandelt, und in Leber und Muskeln gespeichert. Der Körper kann aber nur eine gewisse Menge Glykogen auf diese Weise verstauen. Der Rest wird zu Körperfett. Bei übergewichtigen Menschen ist der Insulinspiegel im Blut ständig erhöht. Der Spruch »Fett macht fett« gilt nicht mehr. Die Kombination aus Fett und Kohlenhydraten ist der echte Dickmacher. Fett allein ruft keine Insulinausschüttung hervor und wird deswegen auch nicht als Körperfett gespeichert. Eine stark auf Kohlenhydraten basierende Diät lässt den Blutzuckerspiegel auf ungesunde Weise immer wieder fallen und ansteigen, was zu schweren Krankheiten führen kann. Diabetikern fehlt Insulin, weswegen sie es spritzen müssen. Bei den einen, den Typ-I-Diabetikern, ist diese Fehlfunktion des Körpers angeboren. Bei den anderen entsteht sie erst im Laufe des Lebens – beispielsweise, wenn sie sich zu viele Kohlenhydrate zuführen. Eine der Nebenwirkungen der fettarmen Diäten ist, wie sich mittlerweile zeigt, ein Anstieg beim Typ-II-Diabetes. Zu viel Zucker im Blut bringt die Bauchspeicheldrüse dazu, immer mehr Insulin auszuschütten, und das kann sie auf Dauer ernsthaft schädigen.

Einige Wissenschaftler glauben, dass Kohlenhydrate sogar süchtig machen können – so süchtig wie Zigaretten. Wie bei anderen Süchten konsumieren Kohlenhydratsüchtige große Mengen ihres Stoffs und können damit kaum aufhören, obwohl sie es eigentlich besser wissen. Dieses Verhalten ist wirklich spezifisch für Kohlenhydrate. Menschen mit Liebeskummer und Berufsfrust sieht man eher selten über einen Block Butter oder einen Berg Steaks herfallen – in solchen Lagen bringen kohlenhydratreiche Sachen Befriedigung, also Eis, Schokolade oder auch Nudeln. Von diesen kann man schier endlos viel in sich hineinstopfen. Schon mal versucht, ein gebrochenes Herz mit Gouda zu trösten? Es geht nicht.

Wie stark das Verlangen nach Kohlenhydraten sein kann, zeigt eine Untersuchung der Frauenklinik der Universität Würzburg. Dort führten 2007 die Ärztin Dr. Melanie Schmidt und die Biologin Ulrike Kämmerer eine Studie mit schwer kranken Krebspatienten durch.[108] Die Patienten wurden auf eine Diät gesetzt, in der fast keine Kohlenhydrate vorkamen, die Energiequelle bestand aus hochwertigen Pflanzenölen und tierischem und pflanzlichem Eiweiß. Der Ansatz der beiden Wissenschaftlerinnen basierte auf dem Warburg-Effekt: 1924 veröffentlichte der deutsche Nobelpreisträger Otto Warburg seine Beobachtung, dass Krebszellen einen anderen Stoffwechsel haben als gesunde Zellen. Krebszellen brauchen für ihren Stoffwechsel Glukose. Indem man den Krebzszellen in den Körpern der Kranken also mit Hilfe einer entsprechenden Diät buchstäblich nichts zu futtern gäbe, müssten, so die Idee, deren Tumore schrumpfen. Einigen der bereits todgeweihten Patienten ging es tatsächlich nach drei Monaten wesentlich besser. Aber einmal ganz abgesehen davon, dass diese Studie ein Hoffnungszeichen für die Behandlung von Krebs ist, brachte sie eine interessante Nebenerkenntnis: Ein Teil der Kranken stieg aus dem Versuch aus – weil sie schlicht nicht auf Zucker verzichten konnten oder wollten. Der amerikanische Arzt und Autor Michael Eades kommentiert das in seinem Blog folgendermaßen:

»Eine lebensrettende Therapie wird Patienten angeboten, die das Elend von Bestrahlungstherapie, Chemotherapie und Operationen durchgemacht haben, für die es keine Hoffnung mehr gibt, und diese Therapie verlangt nichts weiter, als den Verzehr von viel Butter, Fleisch, Sahne, Käse etc. und den Verzicht auf die meisten Kohlenhydrate. Und eine nennenswerte Anzahl von Patienten steigt aus, weil sie nicht auf Kohlenhydrate verzichten können? ... Und Sie dachten, Kohlenhydrate würden nicht süchtig machen?«[109]

Auch Sojaprodukte wiederum, die gerne als Fleischersatz benutzt werden, gelten zu Unrecht als besonders gesund. Soja ist ein problematisches Lebensmittel – und zwar nicht nur deswegen, weil für die Pflanzung von Sojabohnen Regenwälder abgeholzt werden. Denn der weitaus größte Teil des Soja, das auf ehemaligen Regenwaldflächen wächst, landet in den Mägen von Tieren, die damit gemästet werden. Aber gerade konventionelle Sojabohnen werden fast nur noch in der genetisch modifizierten Variante angebaut. Und die langfristigen Folgen des Verzehrs von genetisch verändertem Soja sind noch nicht bekannt.

In Asien, das in Sachen Ernährung viel bewundert wird, gehört Soja zur täglichen Ernährung – allerdings gehen die Asiaten mit der Bohne deutlich anders um als wir. Soja gibt es dort meist in fermentierter Form, wie Sojasauce und Tempeh. Der Fermentationsprozess baut Giftstoffe ab und macht die Bohnen leichter verdaulich.

Als Fleischersatz sind Sojabohnen längst nicht so gesund, wie gemeinhin angenommen wird. Oft sind sie stark verarbeitet und können sogar Rückstände giftiger Chemikalien enthalten. Um dem Kundengeschmack einer möglichst fettarmen Ernährung zu entsprechen, versuchen die Hersteller von Sojaprodukten, ihren fleischlosen Burgern, Würsten und Tüten mit vegetarischer Bolognese möglichst viel Fett zu entziehen. Eine Studie des Cornucopia Instituts stellte fest,[110] dass eine beliebte und billige Methode darin besteht, das Öl der Sojabohnen mit Hilfe eines Hexanbads von den Sojaproteinen zu trennen. Hexan aber ist, kurz gesagt, ein starkes Umweltgift. Es entsteht als Nebenprodukt bei der Raffinierung von Benzin und kann beim Menschen schwere Nervenschäden und Hautprobleme verursachen.

Sojabohnen, die in Hexan gebadet haben, werden vor allem für stark verarbeitete Sojaprodukte verwendet, also jene Produkte, die man gemeinhin für gesunden Fleischersatz hält, beispielsweise die an Geschnetzeltes erinnernden texturierten Sojabrocken, die es mittlerweile schon fast in jedem Supermarkt gibt. Auch Sojaburger und fleischlose Hackfleischsaucen werden oft mit dieser Art Soja hergestellt. Bioprodukte dürfen die mit Hexan behandelten Bohnen nicht enthalten.

Fleisch ist längst nicht so schlecht wie sein Ruf. Der Ruf von Soja und Kohlenhydraten, wie sie in Reis, Brot, Nudeln und Cornflakes enthalten sind, ist dafür um so besser – zu Unrecht. Fleisch kann sogar gesund sein – in mäßigen Mengen. Genau daran hapert es aber. Wir leben in einer Gesellschaft, in der Fleisch zum Grundnahrungsmittel geworden ist. Man erinnere sich nur an den Slogan, mit dem Fruchtzwerge lange Zeit vermarktet wurden: Das süße Milchprodukt sei, so die Werbung, »so wichtig wie *ein kleines Steak*«. Die Botschaft: In Fleisch steckt etwas, das Kinder brauchen. Abgesehen davon, dass das nicht wirklich stimmt – die deutsche Gesellschaft für Ernährung hält eine vegetarische Ernährung, die Milch und Eier einbezieht, für gesund –, essen die meisten Deutschen ziemlich große Steaks. Laut Nationaler Verzehrstudie II isst jeder deutsche Mann am Tag durchschnittlich 103 Gramm Fleisch, Wurst oder Fleischerzeugnisse, also über 700 Gramm pro Woche. Frauen essen weniger, aber immer noch zu viel: Sie verzehren täglich 53 Gramm.[111] Weniger Fleisch, aber dafür besseres – diese Botschaft ergibt am meisten Sinn.

Fleisch, Milch und Eier von Tieren, die das für sie richtige Futter gefressen haben, hat auch für den Menschen Vorteile. Die gute alte Regel »Du bist, was du isst« gilt tatsächlich. Ein Rind, das mit Medikamenten behandelt wird, in einem Massenstall klemmt und Futter bekommt, das ihm nicht guttut, setzt anderes Fleisch an und gibt andere Milch als ein Tier, das auf einer Weide Gras gefressen hat. Man kann das romantisch nennen, man kann es aber auch beweisen. Die irische Butter »Kerrygold« ist in Deutschland Marktführer unter den Buttermarken.[112] Und das hat seinen Grund. Irische Butter ist genau deshalb so lecker und auch bei den Deutschen so beliebt, weil die irischen Kühe das Futter fressen, für das ihr Verdauungsapparat gemacht ist: Gras. Und nicht Maissilage wie ihre deutschen Kollegen. Milch und Fleisch von Kühen wiederum, die mit Gras gefüttert wurden, enthalten weniger gesättigte Fette und mehr Omega-3-Fettsäuren.[113] Die Omega-3-Fettsäuren kann der Körper selbst nicht herstellen, sie müssen also mit der Nahrung in den Körper gelangen. Wie gesund Omega-3-Fettsäuren sind, haben dänische Forscher schon in den 1970er Jahren herausgefunden. Sie stellten fest, dass es unter Eskimos in Grönland extrem wenige Herzkrankheiten und Arthritisfälle gab, obwohl sie sehr viel tierisches Fett aßen. Mittlerweile gibt es Studien, die zeigen, dass Omega-3-Fettsäuren helfen können, Atheriosklerose, Krebs, Depressionen und Herzinfarkte zu verhindern.[114] Laut dem *Journal of Animal Science* enthält Fleisch von grasgefütterten Rindern zudem die gleiche Menge Fett wie Hühnerbrüste und dabei auch noch mehr Omega-3-Fettsäuren.

Eines muss an dieser Stelle gesagt werden: In Sachen gesunder Ernährung lassen sich für so gut wie jede These Beweise finden. Was unter anderem daran liegt, dass Forschern menschliche Versuchskaninchen nicht in der Menge zur Verfügung stehen wie Laborratten – und dass für Menschen andere ethische Bedenken geltend gemacht werden. Niemand wird einer Gruppe Probanden sieben Monate lang ausschließlich Speck oder

Zucker verabreichen, um festzustellen, ob sie anschließend an Herzinfarkten sterben. Die Aussagekraft aller Studien zur gesundheitlichen Wirkung von Nahrungsmitteln ist also begrenzt. Trotzdem gibt es eine unendliche Anzahl von Ernährungsempfehlungen – fettarmes Essen, Trennkost, Veganismus, Vegetarismus, Steinzeitdiät, Rohkost, Low-Carb … Vermutlich wird es bald wissenschaftlich fundierte Gesundheitsempfehlungen für den Verzehr von Autoreifen geben. »Bald macht sich eine dichte Wolke der Verwirrung breit. Früher oder später wird alles, was Sie über die Verbindung von Ernährung und Gesundheit sicher wussten, in der Windböe der neuesten Studie weggeblasen«, klagt Michael Pollan.[115]

Oft beweist eine Untersuchung genau das Gegenteil dessen, was eine andere behauptet. Die Botschaften, die verkünden, welches Lebensmittel gerade »in« ist, was uns länger leben lassen soll und wovon wir angeblich früher sterben, ändern sich fast so schnell und allumfassend wie die saisonalen Trendfarben in Kleidergeschäften. Was auch daran liegt, dass jedes Lebensmittel eine komplexe Sache ist. Wer Carotin braucht, kann theoretisch entweder Möhren essen oder Carotin-Kapseln schlucken. Praktisch ist der Effekt nicht der Gleiche. Eine Möhre besteht aus einer komplexen Verbindung verschiedenster Stoffe, deren Wechselbeziehungen letztlich der Grund dafür sind, dass das Ganze mehr ist als die Summe seiner Teile. »Kein Mensch kann Ihnen genau sagen, wie viel letztendlich in einem Brokkoli oder in einer Heidelbeere an unterschiedlichen sekundären Pflanzenstoffen vorhanden sind. Wir wissen, wenn wir einzelne Verbindungen aus diesen Pflanzen herausnehmen und im Tierversuch verabreichen, sehen wir in keinster Weise den Effekt, den wir sehen, wenn wir das komplette Lebensmittel verabreichen«,[116] meint Bernhard Watzl vom Institut für Physiologie und Biochemie der Ernährung am Max-Rubner-Institut.

Was wir wissen: Ein Extrakt aus sekundären Pflanzenstoffen ist also kein Ersatz für einen Apfel. Warum? Das ist nicht klar. Die Verkündung der jeweiligen Lebensmittel-Heilsbotschaft hat nicht wenig mit den Interessen der Nahrungsmittelindustrie zu tun. Man muss kein Verschwörungstheoretiker sein, um zu verstehen, dass die Großkonzerne der Lebensmittelindustrie kein Interesse daran haben, dass die Menschen sich bei der Wahl ihrer Lebensmittel auf die einfachen Dinge verlassen. Es ist kein Zufall, dass in Supermärkten immer mehr Lebensmittel auftauchen, auf deren Verpackungen gesundheitliche Vorteile versprochen werden. Joghurt, der den Darm und das Immunsystem saniert, Streichfett, das den Cholesterinspiegel senkt, und Tees, welche die Konzentration fördern: Sogenanntes Functional Food verkauft sich einfach gut. »Lebensmittel, die dem Esser ein gutes Gefühl und ein reines Gewissen vermitteln, haben Hochkonjunktur«, sagt Isabelle Keller von der Deutschen Gesellschaft für Ernährung in Bonn.[117] Theoretisch kann jeder Hersteller seinen Produkten Zusätze beimischen, die als gesund gelten – und dann ein entsprechendes Gesundheitsversprechen auf seine Packung drucken. Dass sich diese Lebensmittel so gut verkaufen, ist nur ein weiteres Indiz dafür, wie wenig wir Normalverbraucher Nahrungsmittel kennen und verstehen. Zwar werden die Gesundheitsversprechen der Hersteller von Functional Food seit einiger Zeit strenger überprüft: 2006 hat die EU ihre European Food Safety Authority (EFSA) – die Behörde für Lebensmittelsicherheit im italienischen Parma – mit der Überprüfung aller Gesundheitsversprechen bei Joghurts, Säften und Schokoriegeln beauftragt. Thilo Bode von Foodwatch findet in einem Interview mit dem *Spiegel* deutliche Worte:»Functional Food ist eine Täuschung und keine Innovation. Wenn ein solches Produkt tatsächlich eine Wirkung hat wie cholesterinsenkende Margarine, handelt es sich um eine Art Medikament und nicht um ein Lebensmittel. Gesunde Menschen brauchen das nicht – wer aber krank ist, soll zum Arzt oder zum Apotheker gehen.«[118]

Es mag klingen, als müsste man mindestens ein Medizinstudium und einen Agrarbachelor ableisten, um ein qualifiziertes Urteil über seinen Frühstückstoast fällen zu können. Die vielen Informationen über Lebensmittel, die zur Verfügung stehen, wenn man beispielsweise in einem unbedachten Moment das Wort »Soja« googelt (mehr als 10 Millionen Treffer), reichen aus, um statt fundiertem Wissen grenzenlose Hoffnungslosigkeit zu verbreiten. So schwer ist es aber gar nicht. Was tun also? Drei Dinge: Nicht jeder neuen Studie glauben. Das Lustgefühl beim Essen nicht vergessen. Und, vor allem: Nicht zu kompliziert denken. Michael Pollan hat die Regeln des gesunden Essens sehr einfach zusammengefasst: »Iss Nahrung. Nicht zu viel. Vor allem Pflanzen.«[119] Mit »Nahrung« sind echte Lebensmittel gemeint – also Essen, das als solches erkennbar ist und nicht eine Reihe komplizierter chemischer Prozesse durchmachen musste. Und: Fleisch sollte eher als Beilage fungieren, nicht als Hauptgericht. Ein kleiner Teil tierischer Nahrungsmittel aus nachhaltigen Quellen ist nicht nur einigermaßen vertretbar, sondern eine gute Sache. Mark Bittman, Kochbuchautor und Food-Kolumnist der *New York Times*, hat die Bezeichung »Lessmeatarian« erfunden und tritt für das Vegan-bis-zum-Abendessen-Prinzip ein. Also: Tagsüber nur pflanzlich essen – zum Abendessen dann alles, worauf man Lust hat. So lässt sich die Verantwortung mit dem Lustprinzip verbinden – und das Schwarz-Weiß-Extrem aus der Fleisch-oder-nicht-Fleisch-Debatte nehmen. Eine solche Ernährungsempfehlung ist massentauglich und schafft vermutlich mehr Gutes als eine weitere Meat-is-Murder-Kampagne.

12

Löwenburger, Hühnertricks und unser Problem mit dem Tod

Der Begriff »Fleisch produzieren« stört mich. Ich meine, ein Tier produziert Fleisch genauso wenig, wie ich selbst Fleisch produziere. Ein Tier lebt. Diese Definition erscheint manchen Menschen vielleicht nebensächlich, aber sie trifft den Kern. Denn nur, weil Tiere wie Dinge behandelt werden, belasten sie die Umwelt. Die enorme Energie, die Futterkosten, die Umweltverschmutzung und das in Diskussionen immer wieder strapazierte Argument des Methanausstoßes sind keine normalen Nebenwirkungen eines Tierlebens, sondern das Resultat der Massentierhaltung.

Es ist kein Zufall, dass die Fleischstücke, die im Supermarkt im Kühlregal liegen oder auch beim Metzger in der Auslage, nicht mehr an Tiere erinnern. Es ist heutzutage sehr leicht, eine Hühnerbrust zu braten, ohne auch nur einen Gedanken daran zu verschwenden, dass diese Brust einmal Teil eines atmenden Vogels war, der Schmerz und Angst empfinden konnte. Das biblische Gebot des »Du sollst nicht töten« leuchtet sofort ein, wenn es um Menschen geht. Aber was ist mit Tieren? Ist die Tatsache, dass wir sie essen, ein Beweis dafür, dass wir sie als minderwertige Lebewesen betrachten? Und was gibt uns das Recht dazu? Letztlich stößt jede Debatte über die Vor- und Nachteile einer fleischlosen Ernährung an diesen Punkt, der Unbehagen erzeugt und Ratlosigkeit. An die Frage: Dürfen wir das?

Michael Pollan hat eines seiner besten Bücher mit »The Omnivore's Dilemma« betitelt – was sich mit »Das Dilemma des Allesfressers« treffend übersetzen lässt. »Wenn du praktisch alles essen kannst, das die Natur zu bieten hat, wird die Entscheidung darüber, was du essen *solltest,* unvermeidlich Angstgefühle auslösen, besonders dann, wenn einige der potenziellen Lebensmittel in der Lage sind, dich krank zu machen oder zu töten.« So weit das Dilemma des Allesfressers in früheren Zeiten. Heute ist es, erklärt Pollan weiter, ein anderes: Der moderne Mensch muss sich normalerweise keine Sorgen mehr um möglicherweise giftige Beeren oder Pilze machen, da jeder weiß, dass es keine gute Idee ist, Fliegenpilze und Tollkirschen in sein Frühstücksmüsli zu rühren. Umso mehr Raum bleibt uns, über die moralischen Konsequenzen unserer Nahrung nachzudenken. »Einige Philosophen haben dargelegt, dass gerade die prinzipielle Unbegrenztheit des menschlichen Appetits sowohl für unsere Wildheit als auch unsere Zivilisiertheit verantwortlich ist, denn eine Kreatur, die alles essen könnte (inklusive, bemerkenswerterweise, anderer Menschen) hat einen besonderen Bedarf nach ethischen Regeln, Umgangsformen und Ritualen. Wir sind nicht nur, was wir essen, sondern auch, wie wir essen«, schreibt Pollan.

Die Userin Gabrielle fragt im Forum der Website zu dem Buch »Tiere essen« von Jonathan Safran Foer: »Wo setzt man die Grenze, und wer hat das Recht, sie zu setzen? Hühner töten ist o. k., aber Babys töten nicht. Schweine töten ist o. k., aber Hunde nicht. Ich frage nicht leichtfertig, tatsächlich tut es mir sehr weh, wie viel Leiden die Menschen verbreiten. Über Tausende und Tausende und Tausende Jahre hinweg haben Menschen die Fähigkeit zum Mitgefühl entwickelt, sie haben ein Gewissen entwickelt, und die Fähigkeit, ›Nein‹ zu ihren Begierden und Trieben zu sagen, wenn sie wissen oder fühlen, dass es eine schlechte Entscheidung ist. Wer ist der Chef – meine Geschmacksknospen oder der Teil von mir, der fundierte Entscheidungen treffen kann?«

Fast niemand in unserem Kulturkreis würde Hunde essen wollen, aber mit Hühnern haben wir kein Problem. Hühner sind weniger niedlich als Hunde, und das ist ihr Pech. Es stimmt ja gar nicht, dass wir Tiere als seelenlose, Fleisch produzierende Maschinen betrachten. Ihr Schmerz ist uns nicht egal – zumindest dann nicht, wenn es um unsere Haustiere geht. Für Hunde, Katzen und Vögel betreiben Menschen einen Aufwand, der ins Lächerliche gehen kann. Wir behandeln sie als Gefährten, geben ihnen Namen, erziehen sie, sprechen mit ihnen und machen ihnen Weihnachtsgeschenke. Den Gedanken, dass man Hunde auch essen könnte, finden Menschen unseres Kulturkreises ekelhaft. Was nicht zuletzt damit zu tun hat, dass wir Haustiere vermenschlichen, unsere eigenen Eigenschaften auf sie übertragen. Andere Tiere, die uns weniger nahestehen, diskriminieren wir selbstverständlich. Schweine sind genauso klug, lernfähig und verspielt wie Hunde. Trotzdem sind ihr Leiden und Tod uns weitgehend egal. Sie werden als reine Nutztiere gemästet und geschlachtet. »Die Grenze zwischen Menschen und Tieren … hängt nicht von biologischen Fakten ab, sondern davon, wie sichtbar Tiere und ihre Emotionen für Menschen sind … Haustiere werden fast wie eigenständige Familienmitglieder betrachtet und steigen somit auf der Skala auf«,[120] schreibt der Journalist Emel Mangel. Auch das Schicksal von wilden Tieren rührt uns: Das Pandababy auf dem WWF-Plakat, der Tiger im Zoo bringt unsere Herzen und Geldbeutel in Bewegung. Foer beschreibt in »Tiere Essen« die Hysterie um Eisbär Knut, die er in Berlin live erlebt hat. Ein paar Meter neben Knuts Gehege verkaufte ein Wurststand seine Ware: Fleisch von Tieren, deren Tod niemand weiter aufregte. Es stimmt schon: Was unsere

Nahrung betrifft, leben wir eine ständige Doppelmoral. Ohne nachvollziehbaren Grund schreiben wir Haus-, Wild- und Nutztieren unterschiedliche Werte zu. Der Löwe in der Savanne ist eben edel, die Kuh ist es nicht. Dieses Urteil hängt sicher stark mit der Tatsache zusammen, dass McDonald's seine Burger aus Rind und nicht aus Löwenfleisch formt. Die Kuh schmeckt einfach gut.

Alle Tiere aber behandeln wir – wieder wie selbstverständlich – wie unser Eigentum. Diese Auffassung findet sich auch im deutschen Gesetz wieder: Wer ein Tier misshandelt, betreibt unter bestimmten Bedingungen nichts anders als Sachbeschädigung. Eine solche Denkart macht Massentierhaltung möglich. Kein Zweifel: Wir sollten Tiere, und zwar alle, nicht nur die niedlichen, flauschigen, menschlicher behandeln – im wahrsten Sinne des Wortes. Dabei sollten wir aber nicht in die entgegengesetzte Falle treten und die Natur und ihre Lebewesen grundsätzlich als etwas begreifen, das vor den Menschen beschützt werden muss. Diese Denkart ist sehr verbreitet, und sie hat in vielen Fällen ihre Berechtigung, etwa wenn es um Umweltschutz geht. Aber man muss auch anerkennen: Die Natur ist nicht so lieb und harmlos, wie wir gerne denken. »Natur ist eigentlich immer etwas Gutes, etwas Armes, dem muss man helfen, da muss man die beschützenden Hände drüber halten. Vögel muss man im Winter füttern, dieses rosarote Verhältnis, was da zur Natur entsteht, ein verklärtes Bild von Natur, das setzt sich dann immer weiter fort. Wir haben es auch bei Erwachsenen gefunden, von denen die meisten wie Kinder und Jugendliche sagen, also in der Natur herrscht Harmonie und Frieden und nur der Mensch stört eigentlich«,[121] so beschreibt Rainer Brämer, Natursoziologe in Marburg, jene kitschige Naturvorstellung. Jeder, der schon einmal eine Katze mit einer Maus spielen gesehen hat, weiß, dass die Realität anders aussieht. In der freien Natur reißen Wölfe Hirsche bei lebendigem Leib auf und fressen die warmen Eingeweide. Und das hat seinen Sinn: Ohne Raubtiere würden die Hirsche sich gnadenlos vermehren – bis zu einem Punkt, an dem sie kläglich verhungern müssten, weil nicht genug Nahrung für alle da wäre. Mancher Tierfreund glaubt, dass die Aufgabe des Menschen nicht nur darin liegt, seine eigene Allesfresserei zu transzendieren, sondern auch die Tierwelt entsprechend zu regulieren. Lierre Keith schreibt von einem Veganer, der vorschlägt, einen Zaun durch die Serengeti zu bauen, um die fleischfressenden Tiere von den Pflanzenfressern zu trennen. Die Idee zeugt von einem totalen Unverständnis oder einer gewollten Blindheit gegenüber den Regeln der Natur. Es sind, aus menschlicher Sicht, keine schönen Regeln. Aber das macht sie nicht weniger gültig. Würde man die Idee jenes Veganers durchführen, wäre die Serengeti kahl und mit Leichen bedeckt. Die Fleischfresser würden erst einander auffressen und dann kläglich verhungern. Die Pflanzenfresser würden sich unkontrolliert vermehren, bis nicht mehr genug Pflanzen da wären, und letztlich, nachdem sie alles abgegrast hätten, ebenfalls sterben.

Nein: Das heißt nicht, dass wir selbst uns wie Tiere benehmen sollten. Ich habe auch manchmal das Bedürfnis, mit schweren Gegenständen zu werfen – beispielsweise nach dem Typen, der morgens vor meinem Fenster minutenlang hupt –, aber ich tue es nicht. Aber nur, weil wir uns nicht wie Tiger benehmen wollen, sollten wir die Natur und unsere Rolle darin nicht verklären. Die Tierhaltung wird von manchen Fleischgegnern mit Sklaverei verglichen. Ähnlich wie die Sklaverei, wäre die Tierhaltung demnach nicht mehr als eine Konvention, die aus rätselhaften Gründen in der Gegenwart noch akzeptiert, in Zukunft aber als genau das betrachtet werden wird, was sie eigentlich ist: eine barbarische Unsitte. Dabei wird ein entscheidender Punkt vergessen: Menschliche Sklaven haben sich ihre Herren niemals ausgesucht. Tiere aber haben im Prozess der Domestizierung wahrscheinlich genau das getan. Die Beziehung zwischen Mensch und Tier ist eigentlich nicht einseitig, besteht also nicht zwischen ausschließlich ausbeutendem und ausschließlich ausgebeutetem Lebewesen. Wenn diese Beziehung gesund ist, liegt ihr ein Wechselverhältnis zugrunde, von dem beide Seiten profitieren.

»Wir halten Domestizierung automatisch für etwas, das wir mit anderen Arten tun, aber es ergibt genauso viel Sinn, sie als etwas zu betrachten, das bestimmte Pflanzen und Tiere mit uns getan haben, eine kluge evolutionäre Strategie, um ihre eigenen Interessen nach vorne zu bringen. Die Gattungen, welche die letzten zehntausend Jahre oder so damit verbracht haben, herauszufinden, wie sie uns am besten füttern, heilen, kleiden, berauschen und anderweitig erfreuen können, sind zu den größten Erfolgsgeschichten der Natur geworden«, schreibt Michael Pollan in »The Botany Of Desire«.

Als Beispiel nennt Pollan den Mais, der kurz davor steht, die Weltherrschaft zu erlangen – so viel bauen wir von dieser Pflanze an. Kein Getreide ist so weit verbreitet wie Mais – über 800 Millionen Tonnen erntet die Welt pro Jahr. »Obwohl wir darauf bestehen, von unserer ›Erfindung‹ der Landwirtschaft zu sprechen, als wäre es unsere Idee, so wie doppelte Buchführung oder die Glühbirne, ergibt es tatsächlich genauso viel Sinn, die Landwirtschaft als brillante Strategie vonseiten der darin einbezogenen Pflanzen und Tiere zu sehen, um Interessen voranzubringen. Indem sie bestimmte Eigenschaften entwickelten, welche wir zufällig begehrenswert finden, haben diese Arten die Aufmerksamkeit des einen Säugetiers bekommen, welches in der Position ist, nicht nur ihre Gene über die ganze Welt zu verteilen, sondern große Landstriche dieser Welt nach dem Bild des bevorzugten Lebensraums der Pflanze umzugestalten«, schreibt er in »The Omnivore's Dilemma«. Wir plätten riesige Flächen der Erdoberfläche, um Pflanzen wie Weizen, Soja und Mais wachsen zu lassen. Wir vernichten die Feinde dieser Pflanzen, ernähren sie mit Dünger und sorgen dafür, dass sie unzählige Nachkommen haben. Wenn man davon ausgeht, dass der Erfolg einer Spezies daran gemessen werden kann, wie stark sie sich vermehrt und verbreitet, ist das wahrhaftig ein gewaltiger Sieg dieser Gräser über andere Pflanzen. Als zweites Beispiel führt Pollan Hunde an, von denen es allein in den USA 50 Millionen gibt – im Gegensatz zu nur zehntausend Wölfen. Aus Pflanzen- und Tierperspektive lohnt sich die Anpassung an menschliche Bedürfnisse also gewaltig.

Lierre Keith beschreibt in »The Vegetarian Myth« den Augenblick, in dem ihr klarwurde, dass ihre bis dahin gültige Definition von Domestizierung als die Quasi-Versklavung anderer Lebewesen durch den Menschen keinen Sinn ergab:

»Es gab einen genauen Moment, an dem diese Definition für mich aufsprang. Es war sechs Uhr an einem Morgen im Januar, und die Temperatur lag weit unter null. Ich hatte zwei Liter heißes Wasser durch einen Meter tiefen, eisglatten Schnee zu bringen, damit meine Hühner etwas zu trinken bekamen. Wasser war an dem warmen Tag zuvor in den Türpfosten getropft und hatte die Tür über Nacht zugefroren. Reden wir nicht von der mühsamen Aufgabe, mit Hilfe von Schraubenziehern, Buttermessern und Streichhölzern die Tür aufzutauen. Irgendwo zwischen meiner verbrannten Handfläche und dem Gefühl eines ekelhaften Klumpens Schnee, der in meinen Nacken fiel, dachte ich: All die Jahre habe ich es falsch verstanden. Ich beute sie nicht aus. Sie sind glücklich, sicher, warm und satt. Ich bin diejenige, der es schlecht geht. Hühner setzen keinen Fuß in den Schnee, erst recht würden sie mir keine Vorräte bringen. Dieser nasse Tropfen, der meine Wirbelsäule herunterlief, war wie ein kalter Stich Realität. Hühner haben Menschen dazu gekriegt, dass wir für sie arbeiten. Im Gegenzug kümmern sie sich um uns, aber nicht, indem sie uns Wasser bringen. Indem sie uns mit Nahrung versorgen – Fleisch und Eiern – und einer ganzen Bandbreite anderer nützlicher Aktivitäten für Bauernhöfe. Es ist eine Partnerschaft, eine, die für beide Seiten gut funktioniert hat – bis zur Massentierhaltung.«

Mehr noch: Ohne die menschliche Tierhaltung würde es bestimmte Tierarten gar nicht oder kaum geben. Würden alle Menschen auf Fleisch verzichten, gäbe es keine oder wesentlich weniger Hühner, Schweine und Kühe. Natürlich liegt Massentierhaltung nicht im Interesse dieser Tiere. Aber man muss sich klarmachen, dass der Mensch nicht der Sklaventreiber der Natur ist – oder es zumindest nicht sein muss. Auch in der freien Natur werden Hühner gefressen. Aber ein Fuchs, der ein Huhn erlegt, hat seine Beute, im Gegensatz zum Menschen, nicht vorher mit Futter, Wärme und einem Dach über dem Kopf versorgt. So gesehen, dürfte das Huhn den Menschen dem Fuchs vorziehen. Es stellt sich die Frage: Was wäre, wenn wir die Natur nicht mehr als Opfer betrachten würden, sondern als Partner? Wie sähe die Welt aus?

Die zweifellos berühmteste Koryphäe auf dem Gebiet der Tierethik ist der australische Philosoph Peter Singer, der glaubt, dass jede einzelne Mahlzeit eine wichtige ethische Entscheidung darstellt. In seinem 1975 veröffentlichten Buch »Animal Liberation«, ein Standardwerk für Tierrechtler, kommt er zu dem Schluss, dass die einzige ethisch vertretbare Ernährungsweise der Veganismus sei. Seine Argumentation ist so gut, dass jede Diskussion um Fleischkonsum oder Nichtkonsum ihre Glaubwürdigkeit an Singers Thesen messen muss. Singer ist Utilitarist, was, kurz gesagt, bedeutet, dass er Handlungen nach ihren guten oder schlechten Konsequenzen bewertet. In Bezug auf

Nahrung sollte ein Esser bei der Wahl seines Abendessens also nicht danach gehen, was ihm schmeckt, sondern welche Auswirkungen, aufs Große und Ganze gesehen, seine Mahlzeit auf andere hat.

Singer weist in »Animal Liberation« darauf hin, dass ein Gesetz in unserem Kulturkreis als unerschütterlich gilt: Alle Menschen sind gleich. Diesen Grundsatz haben die meisten von uns verinnerlicht. In Wirklichkeit sind Menschen natürlich alles andere als gleich. Der eine ist klug, der andere dumm, der eine kann kochen, aber versteht nichts von Tönen, der andere verhaut jedes Essen, kann aber Beethovens Neunte auf der Ukelele spielen. Was wir meinen, wenn wir sagen, dass alle Menschen gleich sind, ist, dass alle gleich behandelt werden sollten, egal, wie klug, dumm, sportlich oder lahm jemand ist. So weit ist alles klar. Wieso aber, fragt Singer, legen wir für Menschen und Tiere zweierlei Maß an? Was gibt uns das Recht, Tiere zu töten? Die Tatsache, dass sie weniger intelligent sind oder dass sie bestimmte Dinge nicht können – sprechen etwa? Dieser Logik nach müssten wir auch stumme oder geisteskranke Menschen töten dürfen. Und ohne Marsmenschen oder andere Aliens ins Spiel bringen zu wollen, ist doch die Frage interessant, was wir davon halten würden, wenn ein intelligenteres und empfindsameres Lebewesen, als wir es sind, uns den gleichen (Nicht-) Respekt entgegenbringen würde, wie den, den wir Schweinen zugestehen.

»Speziezismus« ist ein Begriff, der genau dieses Verhalten beschreibt: Die Diskriminierung anderer Lebewesen aufgrund der Tatsache, dass sie einer anderen Art angehören. Und diese Denkweise sieht, wie Pollan in »The Omnivore's Dilemma« feststellt, Rassismus unangenehm ähnlich. »Aber weist nicht die Tatsache an sich, dass wir uns dafür entscheiden können, aus moralischen Gründen auf Fleisch zu verzichten, auf einen entscheidenden Unterschied zwischen Tieren und Menschen hin, einen, der Speziezismus rechtfertigt? (…) Wir allein sind (wie Kant hervorgehoben hat) das moralische Tier, das einzige, das einen Begriff von ›Rechten‹ in Betracht ziehen kann. Verdammt, wir haben die verfluchten Dinger erfunden – für uns. Was ist also falsch daran, moralische Bedenken nur auf jene zu beziehen, die sie verstehen können?«, fragt Pollan weiter. Und gibt gleich selbst die Antwort: Kleinkinder und schwer geistig Behinderte haben auch kein Konzept von »Rechten«. Und dennoch schließen wir sie darin ein.

Fragt man Lierre Keith, ist die Antwort auf das moralische Dilemma eindeutig: Wir haben keine Wahl. Denn egal, was wir essen: Der Tod ist mit im Spiel. Der Tod ist Teil des Lebens. Entweder, wir töten Tiere direkt und essen sie anschließend, oder wir verursachen den Tod von Lebewesen indirekt, indem wir per Ackerbau natürlich gewachsene Ökosysteme mit allen darin enthaltenen Tieren verdrängen, die verbleibenden Tiere mit Erntemaschinen töten und mit Pestiziden, Dünger und anderen landwirtschaftlichen Hilfsmitteln Boden und Gewässer dauerhaft vergiften. Ökolandbau ist eine wichtige Alternative und bisher die einzig vernünftige Idee, die auch in der Zukunft noch tragbar ist. Aber selbst wenn weltweit die gesamte Produktion auf Ökolandbau umsteigen würde, wären Tiere, und damit der Tod von Tieren, immer noch Teil dieses Systems. Das ist eine harte Wahrheit, mit der man erst einmal klarkommen muss.

Natürlich gibt es Abstufungen. Für die Massentötung von Lebewesen, wie sie die Fleischindustrie betreibt, gibt es, sosehr man danach sucht, keine moralische Rechtfertigung. Aber gibt es diese für die direkte, absichtliche Tötung von Lebewesen an sich?

Der Eintrag »Mensch« auf der deutschen Wikipedia-Seite beginnt mit dem Satz: »Der Mensch ist innerhalb der biologischen

Systematik ein höheres Säugetier aus der Ordnung der Primaten.« Man kann Tieren Emotionen absprechen, wenn man möchte, obwohl das angesichts des Verhaltens eines Hundes, der sein Herrchen nach ein paar Stunden wiedersieht, schon schwierig ist. Was man ihnen aber keinesfalls absprechen kann, ist die Fähigkeit, Schmerz zu empfinden. Genau das aber ist die alltägliche Realität im Leben von Tieren innerhalb der Fleischindustrie: Leiden und Schmerz. Tiere werden in dieser Industrie wie Maschinen behandelt, was der Denkart des Philosophen Descartes entspricht, der Tieren, im Gegensatz zu Menschen, eine Seele absprach. Wieder: Was gibt uns das Recht dazu? Wer die moralische Erlaubnis, die Scheibe Schinken dem veganen Grünkernaufstrich vorzuziehen? Robertos Antwort würde lauten: Nichts gibt uns das Recht. Aber so funktioniert die Natur. Auch der Grünkern will leben, und trotzdem essen wir ihn, weil uns unser eigenes Überleben wichtiger ist. Aber sicher spielt die Komplexität des Lebewesens, das wir für unser eigenes Überleben töten, eine Rolle. Ein Schwein kann stärker leiden als ein Stängel Gras, weil es eine komplexere Wahrnehmung hat. Ist der Fleischkonsum also wirklich nur eine kulinarische Präferenz? Ist »Mir schmeckt's halt« wirklich ein gültiges Argument, das ein bewusster Mensch ohne Schamesröte anbringen kann? Unsere Vorfahren in der Steinzeit *mussten* Tiere essen. Wir nicht. Warum tun wir es also?

Pollan weist in »The Omnivore's Dilemma« darauf hin, dass es viele Dinge gibt, die wir nicht tun müssen und die wir trotzdem gerne tun wollen und wertschätzen: Sex etwa. Aus rein biologischer Sicht gibt es für moderne Menschen keinen Grund mehr, Sex zu haben. Fortpflanzen können wir uns mittlerweile relativ problemlos ohne jeden Beischlaf. Wäre da nicht die Lust. Und Fleischeslust, im sexuellen und im kulinarischen Sinne, ist, man mag es finden, wie man möchte, unzweifelhaft ein starker

Drang. Sich von beidem zu lösen, würde bedeuten, ein buddhistisch-mönchisches Leben zu wählen. Vielleicht wäre das für die Menschheit, für den Planeten insgesamt tatsächlich besser. Realistisch aber ist das bisher nicht.

Die Frage, ob wir Tiere töten dürfen, wirft unzählige weitere Fragen auf: Ja, Tiere können Schmerz empfinden, aber leiden sie darunter im gleichen Maße wie Menschen, die ihren Schmerz dank ihres komplexeren Bewusstseins nicht nur empfinden, sondern auch noch bewerten? Wie können wir einerseits Menschen und Tiere auf eine Stufe stellen und andererseits moralische Fragen über Tod und Leben stellen, die ein Tier niemals bekümmern würden? Ist es in Ordnung, ein Tier, das es ohne mein Bedürfnis nach Fleisch gar nicht geben würde, artgerecht leben zu lassen und ihm dann einen schmerzfreien Tod zu bereiten? Gibt es so etwas wie gewaltfreie Nahrung überhaupt? Wie definiert man Gewalt? Liegt sie unmittelbare in der Tat des Metzgers, der einer Kuh die Kehle durchschneidet? Oder liegt sie auch in der Hand des Konsumenten, der eine vegetarische Bolognese-Sauce kocht, deren Grundlage eine Sojapflanze ist, die in einer riesigen Monokultur gewachsen ist, inklusive Pestiziden, Herbiziden, Fungiziden und mineralischem Dünger. Und die dann von einem Ende der Welt ans andere verschifft wurde, um schließlich unter hohem Energieaufwand und unter Einsatz eines starken Umweltgifts in einen texturierten Fleischersatz verwandelt zu werden?

Wir können nicht verhindern, dass Tiere sterben. Genauso wenig, wie wir verhindern können, dass wir selbst sterben. Was wir sehr wohl verhindern können, ist, dass Tiere massenhaft und unter grausamen Bedingungen sterben. Lierre Keith: »Der Tierrechtsphilosoph Peter Singer argumentiert, dass man nur Tierprodukte essen sollte, deren Herkunft man mit eigenen Augen gesehen hat. Während ich dem Ansporn dafür zustimme (…), muss diese Forderung viel größer sein: Man sollte wissen, wo jeder einzelne Bissen des eigenen Essens herkommt.«

Selbst der Hardliner Singer ist nicht unnachgiebig, wenn es um Fleisch in kleinen Mengen geht. »Ich möchte betonen, dass ich nicht denke, dass ethische Ernährung, insbesondere von einem utilitaristischen Standpunkt aus gesehen, bedeutet, zu sagen: ›Hier ist folgende strenge Regel, an die ich mich um jeden Preis halten muss.‹ Ich denke, wir können ethisch bewusst leben und dabei verstehen, dass es manchmal Kompromisse geben wird. … Ich kenne ein paar Leute, die zu Hause vegan leben, aber wenn sie in ein schickes Restaurant gehen, gestatten sie sich den Luxus, an diesem Abend nicht vegan zu sein. Ich kann darin nichts wirklich Falsches sehen. Wenn sie an neun von zehn Tagen etwas Gutes tun, werde ich sie nicht dafür kritisieren, am zehnten Tag nicht ganz perfekt zu sein.«

Fanatismus ist niemals eine gute Lösung – und bewirkt sogar oft das Gegenteil. Temple Grandin, die über die Hälfte der Schlachthäuser in den USA designt hat, und deren erklärtes Ziel ist, das Leiden der Tiere so niedrig wie möglich zu halten, hat für die Schlachtstätten Richtlinien entwickelt, die ganz bewusst eine Fehlerquote mit einrechnen: Ausgehend von der Erfahrung, dass Schlachtangestellte im Schnitt *besser* arbeiten, wenn man von ihnen nicht erwartet, dass sie ununterbrochen perfekt funktionieren, hat sie Richtlinien entwickelt, die verlangen, dass nicht 100, sondern 95 Prozent der Tiere beim ersten Versuch korrekt betäubt werden. Das Ziel ist hierbei nicht, das Leiden von fünf Prozent der Tiere zu ignorieren, sondern den Druck völligen Perfektionismus von den Arbeitern zu nehmen – wodurch sie letztlich besser arbeiten. Diese Regeln wurden für die großen Schlachthäuser der USA entwickelt. Im Idealfall wären sie nicht nötig. Nicht, weil alle Arbeiter fehlerlos arbeiten, sondern weil die Bedingungen, unter denen Tiere geschlachtet werden, anders aussehen sollten. Weniger Tiere, mehr Zeit.

Zu diesem Schluss kommt der Philosoph Singer, wenn er an den Journalisten Pollan schreibt: »Falsch am Töten von Tieren ist nicht das Prinzip, sondern die Praxis.«

13

Dem Essen in die Augen sehen

Ich habe ein paar Jahre lang mit einem Gehirnforscher zusammengewohnt. Erik war einer der empfindsamsten Menschen, die mir je begegnet sind. Als Biologe kannte er die Grammatik des Lebens wesentlich besser als ich. Er sah fühlendes Leben, wo für mich nur Materie war. Seine Ehrfurcht vor diesem Leben ging sogar so weit, dass er sich nicht in der Lage sah, die Küchenkräuter auf seinem Balkon zu ernten. Der Rosmarin, der in einem Terrakottatopf vor sich hin strotzte, blieb unberührt. Weil Erik die Pflanze nicht verletzen wollte. Als Biologe wusste er mit Sicherheit, dass Pflanzen zwar nicht in der Weise fühlende Wesen sind wie Katzen oder Menschen, aber dass sie im wahrsten Sinne leben, kommunizieren und, bis zu einem gewissen Grad, Empfindungen haben. Es mag verrückt klingen, aber laut Dieter Volkmann, emeritierter Professor vom Institut für Zelluläre und Molekulare Biologie an der Universität Bonn, können Pflanzen sehen, hören, riechen, schmecken und fühlen. Pflanzen haben zwar kein Nervensystem wie Menschen, aber nach Auffassung mancher Pflanzeneurobiologen durchaus vergleichbare Strukturen.[122] Nach Meinung dieser Forscher behandeln wir Pflanzen zu Unrecht wie primitive Lebewesen. Fast jeder hat schon einmal davon gehört, dass Pflanzen, mit denen man spricht oder die mit Musik beschallt werden, besser wachsen. Das ist kein Märchen: Pflanzenneurobiologen konnten zeigen, dass Weintrauben, die regelmäßig mit klassischer Musik beschallt wurden,

117

größere und süßere Früchte produzierten. Tabakpflanzen warnen sich gegenseitig mit Duftstoffen vor Fressfeinden. Sie produzieren dann vermehrt Nikotin, um ihre Feinde zu töten. »Pflanzen reagieren koordiniert auf etwa 20 verschiedene Signale aus ihrer Umwelt, etwa Feuchtigkeit, Licht, Schwerkraft, Bodenstruktur oder Wind«, glaubt Anthony Trevawas, Pflanzenneurobiologe an der University of Edinburg in Schottland.[123]

Mein gehirnforschender Mitbewohner zog aus diesen Erkenntnissen eine absurde Konsequenz: Sein Rosmarin wucherte unbehelligt vor sich hin, weil er ihm nicht wehtun wollte. Aber fast jeden Tag lag neben dem Spülbecken in der Küche ein Paket mit gefrorenem Fleisch für sein Abendessen. Danach gefragt, was das sollte, erklärte Erik mir seine eigene, ganz spezielle Logik: Jedes Mal, wenn er eine Mahlzeit zu sich nähme, tue er einem lebenden Wesen Unrecht. Vegetarismus oder Veganismus waren laut Erik völlig sinnlos, denn unabhängig davon, ob man ein Tier oder eine Pflanze auf dem Teller liegen hätte: Ein Lebewesen litt und starb dafür. Der Unterschied zwischen dem Rosmarin und der gefrorenen Putenbrust bestand in Eriks Kopf darin, dass der Rosmarin eben sein persönliches Kraut war, das er mit eigenen Händen gepflanzt und gepflegt hatte. Er hatte also eine Beziehung zu dieser Pflanze entwickelt. Die Pute in der Styroporschale dagegen war ein anonymes Tier. Und deswegen konnte er sie essen.

Diese Argumentation mag wahnsinnig scheinen. Tatsächlich aber beschreibt sie genau das Prinzip, nachdem die meisten Supermarktkunden ihre Lebensmittel einkaufen: Was ich nicht weiß, macht mich nicht heiß. Und: Solange ich keine emotionale Verbindung zu meiner Nahrung habe, ist mir deren Herkunft egal.

»Das Gesicht des Schweins muss unsichtbar bleiben, sonst würden wir es als Subjekt wahrnehmen und Mitgefühl entwickeln. So macht es Sinn, dass Schlachthöfe häufig außerhalb der Sichtweite der Menschen stehen, die die geschlachteten Tiere essen sollen. Wir behandeln also nicht hoch entwickelte Tiere besser, sondern Lebewesen, die uns nahestehen, in deren Gesicht wir schauen und auf deren Gestiken wir menschliche Gefühle projizieren können«, schreibt Emel Mangel.[124]

Was, wenn man diese Trennung aufheben würde? Wenn wir unserer Nahrung gewissermaßen ins Gesicht sehen müssten? Bekämen wir dann das Schnitzel noch herunter?

Um diese Frage zu beantworten, betrachten wir folgende Szene näher.

Eine Gruppe junger Männer mit kurzen Bärten und Hornbrillen stehen im Halbkreis um ein Schwein herum. Sie sehen aus, als gehörten sie in eine Starbucks-Filiale in Berlin, Macbooks auf den Knien und Becher mit Milchschaum in den Händen. Stattdessen starren sie in einen aufgeschlitzten Bauch. Die Haut des Tiers ist glatt und rosig, die Zitzen auf dem Bauch erinnern erschreckend an menschliche Brustwarzen. Die Männer stecken in weißen Kitteln, auf den Köpfen weiße Mützen mit Gummizug, auf den Gesichtern zeichnet sich Staunen ab, Neugier und Überraschung. Als Nächstes sieht man ein Messer, das in einer Blutpfütze auf dem Boden liegt, einen abgetrennten Schweinekopf, die Augen ausgestochen. Das Motiv könnte sich auf dem Poster einer Vegetarismus-Kampagne finden, tut es aber nicht. Es handelt sich um Bilder aus dem Porkcamp.

Die Fotos stammen aus einer Serie, die man auf Flickr einsehen kann. Ein Freund hat mir den Link geschickt. Zuerst bin ich abgestoßen. Wenig später begeistert.

Das Porkcamp ist ein Wochenend-Workshop, in dem ganz normale Menschen, die keine Ahnung vom Schlachten haben, aber näher an die Quelle ihrer Nahrungsmittel heran wollen, dabei helfen, Schweine zu töten, zu zerlegen und zu verarbeiten.

Das erste Porkcamp fand Anfang 2010 auf Gut Hesterberg bei Neuruppin-Lichtenberg statt, einem Betrieb in Brandenburg, mit großen Ställen, viel Weideland für die Zucht von Galloway-Weiderindern, freilaufenden Legehennen, Schafen und Schweinen. Ein Familienbetrieb mit eigener Schlachterei, dessen Mitglieder sich bereiterklärt haben, einer Gruppe neugieriger Schlacht-Gringos, die aus ganz Deutschland angereist waren, das Geschäft des Tötens und der Fleischproduktion näherzubringen. Und sie ersparten den Besuchern nichts.

»Wir schauen uns das Schwein an. Schlachtgewicht von ungefähr 90 kg, sichtbar gute Muskulatur – und sehr süße Augen«, beschreibt Porkcamp-Teilnehmer Brian Melican in seinem Blog Melican's Kitchen später das Erlebnis. Er sieht, wie der Metzger die Stromzange an den Kopf des Schweins setzt. »Das Tier schließt die Augen, zittert und grinst, und dann läutet ein Hupen wie in irgendwelcher Spielshow: Game over … schnurstracks hängt das noch röchelnde Tier Fuß über Kopf von einer Schiene an der Decke. Die Schranke wird geöffnet und das Schwein über dem Eimer stationiert. Die Kanüle wird in die Halsader geschlagen und das Blut kommt rausgepumpt. Es dampft.«[125]

Die Porkcamp-Teilnehmer sind keine gewissenlosen Wurstesser, die ihre Blutlust am Tod der Schweine stillen. Sondern das exakte Gegenteil: Es sind Menschen, denen bewusst ist, dass Schnitzel nicht in Kühlregalen und Plastikschalen wachsen. Die Porkcamp-Teilnehmer wollen verstehen, was mit dem Tier passiert, dessen Muskelmasse sie auf ihr Brot legen. Es ist die vielleicht einzige Möglichkeit, Fleisch mit gutem Gewissen essen zu können. Mit eigenen Augen zu sehen, ob Schlachten und Leiden untrennbar miteinander verbunden sind oder ob es einen für das Tier schmerzfreien Weg gibt. Sonst bleibt immer der Schatten des Zweifels: Kann ich den Tod dieses Tiers verantworten? Ist mein Mittagessen das wert?

Die Idee für das Porkcamp hatte Florian Siepert. Der 33-Jährige lebt seit einigen Monaten in Horneburg. Der Ort lässt sich per S-Bahn in einer halben Stunde von Hamburg aus erreichen. Siepert lebt dort mit seiner Frau Linda Muck und ihren zwei kleinen Kindern. Es ist eine sehr grüne Gegend, in der viel feiner Nieselregen fällt. Siepert sieht mit blondem, kurzem Haar und Bart, Brille und Kapuzenpullover aus wie ein urbaner Mittdreißiger, der beruflich irgendwas mit Medien oder Software oder beidem macht – und genau das tut er auch. In dieser ländlichen Gegend wirkt er auf den ersten Blick fehl am Platz. Aber man braucht nur ein paar Worte mit ihm zu wechseln, um zu verstehen, dass der Eindruck falsch ist. Für einen wie ihn ist es nur konsequent, auf dem Land zu wohnen: Weil er gutes Essen schätzt und weil sein Verständnis von gutem Essen viel damit zu tun hat, dass er versteht, wo die Produkte herkommen und wer sie herstellt. Es ist also nur logisch, dass er da lebt, wo er sein Gemüse und seine Milch in Hofläden und auf Marktständen kaufen kann, die direkt von den Produzenten aus dem Umland beliefert werden. Heute ist er mit dem Fahrrad an Wiesen vorbeigefahren, auf denen eine ganze Menge zufrieden wirkender Schweine mit gesenkten Schnauzen nach Futter suchten. Sie gehören zum Betrieb eines Bauern, der die Tiere nach Bioland-Kriterien und mittels Hüttenhaltung aufzieht – die Tiere haben also keine Ställe, sondern Hütten im Freien, in die sie sich zurückziehen können.

Siepert sagt, dass er ein Typ sei, der gerne Wurst isst. Wenn man ihm zusieht, wie er in seinem Haus den Lammbraten mit Quitten in den Ofen schiebt und dabei erzählt, wie großartig das Fleisch vom Kopf eines Tiers schmeckt, merkt man: Er untertreibt stark. Siepert mag nicht nur Wurst, er liebt sie. Wie überhaupt Fleisch im Allgemeinen, und er ist bereit und willens, jeden Teil vom Tier zu essen. Das ist für ihn auch Überzeugungssache.»Wenn man sich überlegt, ein Schwein wird geschlachtet, wenn es 130 Kilo wiegt, das sind 100 Kilo Schlachtgewicht. Aber davon fällt ja noch wahnsinnig viel weg. Sehr viel von diesem Fleisch landet zum Beispiel in der Hundefutterproduktion, weil die Leute das einfach nicht essen wollen«, sagt er. »Oder Schweineknochen. Das ist keine irre Zutat. Die gehören in die Brühe.« Fleisch aus dem Supermarkt kann er nicht leiden. Vor kurzem hat er zum ersten Mal Hirn gegessen. »Das war im Teig frittiert, innen wie ein sehr luftiges Rührei, außen knusprig. Sehr lecker.« Siepert betreibt die Resteverwertung konsequent. »Einmal habe ich eine Flasche Schweineblut im Kühlschrank gefunden. Das war dann doch ein ziemlicher Schreck«, berichtet Linda trocken und liefert ihrem Mann damit das Stichwort, von einem Rezept für gebackenes Blut zu erzählen. »Beim Probieren muss man aufpassen. Rohes Blut – das ist schwierig.«

Die Idee zum Porkcamp hatte er, weil er sie selbst einmal sehen wollte: die Verbindung zwischen dem lebenden Tier und dem Fleisch an der Metzgertheke. »Das war also auf eine Art reiner Eigennutz.« Als er die Idee des Schlachtfests per Internet-Konferenz unter die Leute brachte, war er selbst überrascht davon, wie sehr er damit einen Nerv traf. »Das Erstaunliche an diesem ganzen Prozess um das Porkcamp war, dass mir in dem Moment, in dem ich anfing, das zu organisieren, wahnsinnig viel Hilfe und Begeisterung entgegengebracht wurde. Die Leute haben sich richtig engagiert. Haben über den Ort nachgedacht, über die Logistik, die Rezepte. Ich musste letztlich viel weniger machen, als ich erwartet hatte.«

Es gibt Menschen, die meinen, einer, der Wurst essen wolle, müsse ein Tier auch selbst töten können. Siepert gehört nicht dazu. »Das Wort ›müssen‹ wird im Zusammenhang mit Essen viel zu viel verwendet. Ich meine einfach, man kann erstaunlich viel richtig machen, wenn man beim Essen nach dem Genießen geht. Denn die Ansprüche, die man an ein sehr gut schmeckendes Essen hat, decken sich automatisch zu einem sehr großen Teil mit denen, die man an ein moralisch vertretbares Essen haben kann«, sagt er.

Im Prinzip war das Porkcamp nichts anderes als ein Schlachtfest, wie es früher jeder Dorfbewohner kannte. Schlachtfeste sind eine Tradition, die bis in die Steinzeit zurückgeht. Die Schlachtung eines Tiers war etwas Besonderes, eine feierliche Angelegenheit und bei weitem nicht alltäglich. Das Porkcamp ist eine Rückbesinnung darauf und ein Gegenentwurf zu dem, was in industriellen Schlachthöfen passiert: Die Tötung eines Tieres ist dort kein Fest, sondern ein tausend- und millionenfach wiederholter Routinejob.

Das Porkcamp war für alle Teilnehmer ein Test: Schließlich ging es um die eine, wichtigste Frage, die sich jeder Fleischesser irgendwann stellen muss: Kann man ein Tier so töten, dass es keinen Schmerz empfindet? Und will man, wenn man so etwas gesehen hat, anschließend noch Fleisch essen?

»Die Sau fällt sofort und lautlos um. Noch bemerkenswerter: Das zweite Schwein steht völlig entspannt daneben, grunzt und sucht mit der Schnauze auf dem Boden nach nicht vorhandenem Futter (…) Zu keinem Zeitpunkt habe ich das Gefühl, dass das Tier auch nur im Ansatz mitbekommt, dass es soeben stirbt. Ein Röcheln, ein Zucken des Beins, der langsam versiegende Blutfluss: Das zweite Schwein scheint sich für diesen Vorgang nicht mehr zu interessieren. Futter, das wäre interessant«,[126] schrieb Siepert später in seinen Blog.

Fünf Schweinen ging es im Porkcamp an den Kragen. Nachdem die Tiere zerlegt waren, nahmen die Teilnehmer sich gruppenweise jedes einzelne Stück der Tiere vor. Die einen verarbeiteten Muskelfleisch, die Nächsten Innereien, die anderen das Blut. Die fünf Schweine wurden mit Stumpf und Stil aufgegessen. Zurück blieben vierzig sehr satte Porkcamp-Teilnehmer. Und eine Lektion:

»Ich habe gesehen, wie ein Schwein getötet wird, damit wir sein Fleisch essen können. Das bleibt hängen. Was aber auch hängen bleibt: Dass das kein barbarischer Akt sein muss, wenn nicht industriell geschlachtet wird, wenn Tiere als Nutztiere, aber nicht als Rohmaterial behandelt werden«, berichtete später ein Teilnehmer.

Wo immer über das Porkcamp geschrieben wird, fallen Worte, die altmodisch klingen: Respekt vor dem Leben, Respekt vor dem Tod. Es ist, begreife ich wieder, das »erwachsene Wissen«, von dem auch »Vegetarian Myth«-Autorin Keith spricht: Für alles, das lebt, muss etwas sterben. Wer Respekt vor diesem Grundsatz hat (der nichts und niemanden ausschließt), der geht achtsam mit anderen Lebewesen um. Die Idee des Porkcamps ist damit hochrelevant. Und bewirkt vielleicht sogar mehr als jener Fleischgegner, der sich nackt, in durchsichtige Folie gewickelt, in eine Plastikschale legte, um per Schock-Effekt gegen Fleisch aus dem Supermarkt zu protestieren (Platz 2 auf meiner Favoritenliste der Anti-Fleisch-Aktionen. Platz 1 ist ein von PETA organisiertes Schlammcatchen mit Tofu – zu sehen auf Youtube). Diese Aktionen arbeiteten mit dem schlechten Gewissen der Zuschauer. Siepert und seine Mitarbeiter machen etwas anderes: Sie stellen die Verbindung wieder her, die uns verloren gegangen ist. Es ist eine kleine Idee, die für alle, die daran teilhaben, eine gewaltige Lücke füllt.

»Der Augenkontakt, immer ein bisschen unheimlich, brachte die tägliche, lebendige Erinnerung daran, dass Tiere uns in entscheidender Weise ähneln und nicht ähneln, in ihren Augen sahen wir etwas unmissverständlich Bekanntes (Schmerz, Furcht, Mut), aber auch etwas unwiederbringlich anderes. Auf diesem Paradox bauten Menschen eine Beziehung auf, in der sie glaubten, sie könnten Tiere sowohl ehren als auch essen, ohne wegzuschauen. Aber dieses Konzept ist in sich zusammengebrochen, heutzutage schauen wir entweder weg oder werden Vegetarier«, schreibt Pollan.[127]

Sicher: So gut das Porkcamp als Idee ist, noch ist es eine Einzelveranstaltung, an der nur ein winziger Bruchteil der Bevölkerung teilnimmt. Ebenso wie mittlerweile nur noch ein kleiner Teil des Fleisches, das die Deutschen verzehren, von Metzgern stammt, die das Schwein, das sie verarbeiten, persönlich gekannt und getötet haben. Die meisten Metzgereien bekommen ihr Fleisch heute von den gleichen Betrieben, die auch Supermärkte beliefern. Das liegt nicht am Unwillen der Metzger, sondern am Konkurrenzkampf und an der Gesetzeslage: Es wird immer schwieriger, kleine Schlachtbetriebe aufrechtzuerhalten. Seit Anfang 2010 gilt die neue Hygieneverordnung der EU, die es kleinen Metzgereien noch schwerer macht: Wer es sich nicht leisten kann, in Umkleideräume und neue Kühlräume zu investieren, muss aufgeben.

Es ist nicht sehr wahrscheinlich, dass das Porkcamp Schule macht. Aber wer weiß: Lohas, Gourmets, Bioladen-Kunden, Anti-Konsumenten, kurz: Die bewussten Esser und Genießer, von denen es immer mehr gibt, könnten dafür sorgen, dass Schlachtfeste, wie sie früher üblich waren und heute nur noch vereinzelt praktiziert werden, den Sprung in die Moderne schaffen. Lohas und Gesinnungsgenossen kommen von der Denkart des »Du bist, was du isst«. Sie erinnern damit an ein altes Prinzip, und es könnte sich immer mehr der Gedanke durchsetzen, dass, wenn man Fleisch essen will, man es am besten persönlich kennenlernt – und zwar dann, wenn es noch lebt.

Siepert jedenfalls plant bereits das nächste Porkcamp.

|4

Unter Schweinen oder das
Ich am Fleischerhaken

Als ich in den Hof des Schlachthofs einbiege, bin ich in Gedanken noch so sehr auf die überschaubare Szenerie des Porkcamps eingestellt, dass die Realität eines großen Schlachtbetriebs mich etwas überrumpelt. Aber es hilft nichts, jetzt bin ich an der Reihe: Ich werde zusehen, wie ein Schwein geschlachtet wird. Freunde und Familie, denen ich in den letzten Wochen von meinem Vorhaben erzählt habe, reagierten darauf mit einem Entsetzen, als hätte ich den Plan gefasst, waffenfähiges Plutonium zu kaufen. Aber ich denke, dass niemand eine Autorin, die über Fleisch schreibt, ernst nehmen kann, wenn sie in der sicheren Zone des Theoretischen bleibt. Nicht einmal die Autorin selbst.

Eins habe ich dabei fast vergessen: Von einem Schwein kann natürlich keine Rede sein. Im EGO-Schlachthof bei Osnabrück geht es täglich etwa 1600 Schweinen an den Kragen. Und der Betrieb läuft meinetwegen kein bisschen langsamer.

In einem dünnen, weißen Schutzanzug, der mich optisch in ein dickes Michelin-Männchen verwandelt, laufe ich neben Geschäftsführer Rudolf Festag durch eine Desinfektionswanne. Alles ist sehr sauber. In der Luft hängt ein Geruch, der Kindheitserinnerungen zurückbringt, die Metzgerei im Dorf, eine Scheibe Wurst über die Theke gereicht, zum Probieren. Dann treten wir durch eine Tür, und auf einmal ist alles Fleisch. Menschen stehen an langen Tischen und schneiden mit scharfen

Messern und schnellen Bewegungen an großen, rosaroten Brocken herum, unzählige Schweine in verschiedenen Graden der Zerstückelung. »Was wir hier machen, bezeichne ich immer noch als Manufaktur«, sagt Festag. Auf mich macht das Ganze einen industriellen, durchorganisierten Eindruck: Fließbänder, Hände, die immer wieder die gleichen Bewegungen ausführen, und so viel Fleisch, wie ich es im Leben noch nicht gesehen habe. In einem Kühlraum hängen rohe Schweineschinken in langen Reihen von der Decke, in anderen stapeln sich Plastikkisten mit Schweineherzen, Lebern und Pfoten. Wenn uns in den Gängen eine Schweinehälftenreihe begegnet, müssen wir uns eng daran vorbeidrücken. Die Nähe zu den aufgeschnittenen, rohen Körpern ist seltsam. Noch nie habe ich so viele tote Tiere gesehen. Aber das ist noch gar nichts. Ich habe es hier mit einem Betrieb zu tun, der eine halbe Million Tiere im Jahr schlachtet und zerlegt – im Vergleich zu einem Metzger-Kleinbetrieb eine unvorstellbare Menge, vernichtend wenig aber verglichen mit den Riesen der Branche. Die Firma Tönnies etwa, eine der Größten, schlachtet circa 13 Millionen Schweine im Jahr.

Töten geht dem Gesetz nach so:

Wer ein Tier schlachtet oder anderweitig mit Blutentzug tötet, muss sofort nach dem Betäuben, und zwar für die in Anlage 2 Spalte 1 genannten Betäubungsverfahren innerhalb des jeweils in Spalte 2 festgelegten Zeitraumes, mit dem Entbluten beginnen. Er muss das Tier entbluten, solange es empfindungs- und wahrnehmungsunfähig ist. Bei warmblütigen Tieren muss er dafür sorgen, dass durch Eröffnen mindestens einer Halsschlagader oder des entsprechenden Hauptblutgefäßes sofort ein starker Blutverlust eintritt.

Die Schlachtung, die ich zu sehen bekomme, ist genauso routiniert wie der Gesetzestext. Trotz meines Vorwissens hatte ich mir das alles ganz anders vorgestellt: langwierig. Kompliziert. Im schlimmsten Fall: ein Kampf um Leben und Tod. Stattdessen läuft alles schnell und routiniert ab. Bei über 1000 Schlachtungen am Tag ist einfach kein Platz für Dramatik.

»Sie wollen wirklich alles sehen?«, fragt Festag vor der Tür. Ich nicke nervös. Bis jetzt habe ich nur Fleisch gesehen. Aber jetzt, durch die halboffene Tür, sehe ich ein lebendiges, rosa Schwein. Im nächsten Moment, ich weiß nicht genau, was passiert, kippt es zur Seite, ist weg.

Als wir eintreten, macht Festag eine beschwörende Handbewegung in meine Richtung. »Langsam. Nicht die Tiere erschrecken.« Ich höre kaum hin, denn mein Blick bleibt an einer Gruppe rosafarbener Schweine hängen, die eben um die Ecke traben. Ein Arbeiter treibt sie mit einem großen, roten Plastikpaddel heran. »Gleich sind sie tot«, schießt es mir durch den Kopf, und: »Das kann doch nicht sein.« Und doch: Ein weiterer Arbeiter, ein kleiner, kräftiger Mann mit Schnurrbart, steht mit einer großen Zange in der Hand vor einer Box. Festag nennt sie die »Falle«, was es ganz gut trifft, denn ein Schwein, das hier hineinwandert, geht im Leben sonst nirgends mehr hin. Dann geht alles sehr schnell: Jeweils ein Schwein auf einmal drängt das Paddel durch eine Klappe in die Falle hinein, die nichts anderes als ein kurzer, geschlossener Gang ist. Sobald das Schwein in der Falle steht, setzt der mit dem Schnurrbart die Zange an den Kopf des Tieres. Sofort steht das Schwein, das vorher noch interessiert am Boden geschnüffelt hat, wie erstarrt. Auf seinem Gesicht erscheint, was einer der Porkcamp-Teilnehmer als »Grinsen« bezeichnet hat. Vier Sekunden lang jagt die Zange Strom in den Schweinekopf, dann fällt das Tier betäubt zur Seite, auf ein Fließband. Dort erst begegnet es dem eigentlichen Tod: Eine Hand mit einem Messer schnellt nach vorne, sticht mit einer einzigen, genauen Bewegung in die Halsschlagader.

Dunkelrotes Blut pulst sehr schnell in einem dicken Schwall heraus, rinnt zur Seite. Ich habe mich kaum von dem Schreck erholt, als schon das nächste Schwein auf das Band fällt. Während die Tierkörper in Richtung des heißen Wasserbads fahren, in dem sie im nächsten Schritt überbrüht werden, zucken und zappeln ihre Beine, während das Blut weiter aus ihren Hälsen strömt. Kein schöner Anblick, aber eine normale biochemische Reaktion des Körpers. Das Herz schlägt nach dem Gehirntod noch kurz weiter. Die Schweine, versichert Festag, merken davon nichts mehr. Ich bin etwas benommen, weiß nicht, was ich mir anders vorgestellt hatte. Nicht gerade Pfeil und Bogen, aber wohl eher so etwas wie einen Schuss, etwas Direktes. Nicht ein Verbluten auf dem Fließband.

Es ist gleichzeitig unheimlich und beeindruckend, wie dieses Ding, das noch die Züge eines Tiers trägt, in wenigen, schnellen Schritten zu Fleisch wird. Nach dem Brühen verlieren die Schweine ihre Borsten in einer Art Tunnel, der einer Autowaschanlage sehr ähnlich sieht – mit dem kleinen Unterschied, dass das Element der Wahl hier nicht mehr Wasser, sondern Gasflammen sind. An der nächsten Station steht ein Mann, der Augen und Ohrmuscheln herausschneidet, der Nächste schlitzt den Bauch auf und holt den Darm heraus, der graubraun, glänzend und wulstig in eine Schale pladdert, es folgen die anderen Organe. Es ist sehr laut. Ein ständiges Rauschen und Dröhnen, verursacht durch metallisches Schnarren von Fließbändern, Messern, Maschinen.

Es ist etwas Besonderes, dass Festag mich das alles sehen lässt. Er hätte auch versuchen können, mich in dem Konferenzraum, in dem wir später sitzen werden, mit Kaffee, Wurstbroten und Werbebotschaften abzuspeisen. »Fleisch aus einer heilen Welt« steht dort auf den Faltblättern, die Besucher mitnehmen können. Aber Festag meint, dass sein Betrieb nichts zu verbergen habe. Er glaubt, dass die meisten Fleischproduzenten ordentlich arbeiten, dass Medienberichte, die das Gegenteil behaupten, maßlos übertreiben. Er spricht von Transparenz, davon, wie er Freunde aus dem BWL-Studium in seinem Betrieb herumgeführt und von allen hinterher positive Rückmeldungen bekommen hat: Es ist okay, was du machst. Festag lässt mich alles sehen, weil er weiß, dass sein Betrieb im Rahmen des Systems, in dem er existiert, gute Arbeit erledigt. Er will das schlechte Bild ändern, das der Verbraucher von seiner Branche hat. Einer Branche, die keine gemeinsame Stimme für die Presse mehr hatte, seit die CMA (Centrale Marketing Agentur) 2009 dichtgemacht wurde. Jetzt engagiert Festag sich in einem Verein, der diese Lücke füllen soll: »WIR erzeugen Fleisch« ist gerade frisch gegründet worden. Gründungsmitglieder sind unter anderem der Deutsche Bauernverband, der Verband der deutschen Fleischwirtschaft und der Zentralverband der Deutschen Schweineproduktion. Ich erzähle ihm von meinem Eindruck, dass die Branche misstrauisch auf Neugier reagiert. Dass er, Festag, unter 30 Vertretern von Schlachtbetrieben, denen ich geschrieben und die ich angerufen habe, als Einziger positiv geanwortet hat. Ein Fehler, findet Festag. Das Schweigen der Branche nähre das Misstrauen der Kunden.

Er hat Recht: Das Image der Fleischbranche ist nicht gut. Laut Untersuchungen des Göttinger Professors für Lebensmittelmarketing Achim Spiller ist ihr Ruf noch schlechter als der von der Süßwarenindustrie, von Banken und von Chemiekonzernen.[128] Das liegt zum einen an den großen Skandalen um Rinderwahn, Geflügelpest und Gammelfleisch. An Horrorberichten aus Schlachthäusern, wie in Jonathan Safran Foers »Tiere essen«, aber auch an Meldungen wie der Schätzung des Veterinärs Klaus Tröger, Leiter des Instituts für Sicherheit und Qualität bei Fleisch am Max-Rubner-Institut in Kulmbach, derzufolge bis zu ein Prozent der in Deutschland geschlachteten Tiere wegen Fehlern bei der Tötung einen qualvollen Tod erleiden. Das sind 500 000 Schweine im Jahr. Auch Rinder erleiden dieses Schicksal: Laut einem Bericht der *Tagesthemen* werden jährlich 200 000 Tiere bei vollem Bewusstsein verbrüht oder zerteilt.[129] Ein Prozent aller Schlachttiere, das könne er sich nicht vorstellen, sagt Festag. Er will, dass die Verbraucher wissen, dass man Fleisch auch ordentlich produzieren kann. Essen will der Deutsche es ja, so viel steht fest. Deutschland schlachtet im Jahr 56 Millionen Schweine. Das entspricht einem Selbstversorgungsgrad von mittlerweile 110 %. Wie soll man so viele Tiere töten, ohne dass Fehler passieren?

Eine perfekte Schlachtmethode gibt es nicht. Zwar sieht die deutsche Schlachtverordnung vor, dass die Tötung schmerzlos sein, das Tier also betäubt werden muss, bevor man ihm die Kehle durchschneidet. Die Betäubung erfolgt, je nach Betriebs- und Tierart, mit CO_2, Bolzenschuss oder Elektrozange und soll Schmerz und Todesangst so weit wie möglich aus dem Schlachtprozess heraushalten. Das klappt fast immer – aber eben leider nur fast. Fehlbetäubungen sind eine der grässlichsten Dinge, die in dieser Branche passieren können. Nicht ordentlich betäubt, wachen die Tiere während des weiteren Schlachtprozesses auf – entweder im 86 Grad heißen Wasserbad, in das sie nach dem Entbluten getaucht werden, oder im schlimmsten Fall sogar noch später während ihrer eigenen Zerlegung. In der EGO-Schlachthof GmbH wechselt der Mann mit der Elektrozange alle anderthalb Stunden den Posten, der Nächste kommt mit einer neuen Zange. Geht etwas schief, gibt die Zange keinen Strom ab, oder sitzt sie zu kurz am Kopf, ertönt ein Signal. Jede Fehlbetäubung wird vermerkt. Fehler können trotzdem immer passieren. Größere Betriebe als die EGO-Schlachthof GmbH arbeiten mit Kohlendioxid: Die Tiere atmen zehn bis 15 Sekunden lang CO_2 ein, werden ohnmächtig. Die Methode gilt als sicherer als die Elektrozange, allerdings leiden die Tiere dabei sekundenlang unter Erstickungsangst. Viele Tierschützer lehnen die CO_2-Betäubung deshalb ab. Fehler können aber auch nach der Betäubung beim Abstechen der Tiere passieren, wenn das Messer des Stechers die großen Blutgefäße nahe dem Herzen verfehlt.

Um den Tieren Leid zu ersparen, ist das Wichtigste bei einer Schlachtung daher, dass die Arbeiter, welche die Tiere betäuben und töten, genug Zeit dafür haben. Das ist bei rasend schneller Fließbandproduktion, wie sie in den großen Betrieben, welche das meiste und billigste Fleisch produzieren, fast unmöglich. Zu viele Tiere müssen zu schnell geschlachtet werden. Die Stecher, also diejenigen, welche den entscheidenden Schnitt am Hals des Tiers anbringen, haben pro Tier oft nur etwa zwei Sekunden Zeit. Dass das nicht gut gehen kann, leuchtet ein.

Im EGO-Schlachthof geht das Schlachten vergleichsweise langsam vonstatten. Für mich, die in dieser Hinsicht nichts gewöhnt ist, geht es trotzdem viel zu schnell. In den wenigen Minuten, in denen ich mit Herrn Festag hinter der Tür stehe, die zu dem kleinen Reich des Schlachters führt, sterben mindestens zehn Schweine, es könnten auch mehr sein, irgendwann schaue ich nicht mehr hin. Das Sterben der Tiere macht mich nervös, aber ich scheine die Einzige zu sein. Trotz des Geruchs von Blut und Fleisch ist sowohl das Schwein, dem es gerade an den Kragen geht, als auch die anderen, die quasi in der Schlange stehen, bemerkenswert gelassen. Sie untersuchen die fremde Umgebung, einige wirken dabei aufgeregter als andere, aber keines quiekt oder schreit, keines wirkt, als hätte es Angst. In der Luft hängt ein Blutgeruch, den ich schwer erträglich finde. Ich wundere mich laut darüber, dass die Schweine der Geruch nicht zu stören scheint. »Die Tiere merken nichts«, sagt Festag. »Wenn sie Angst hätten, könnten die sich sonst ganz anders wehren. So ein Schwein wiegt gut 100 Kilo. Wissen Sie: Für mich ist nach all den Jahren klar, dass die Tiere den Geruch nicht mit ihrem eigenen Tod in Verbindung bringen können. Außerdem wurden sie alle schon gestern hier eingetrieben. Und natürlich führen wir die Schlachtungen immer nur an ein paar Tieren auf einmal durch. Sie sind also nicht gestresst.«

Weniger Stress für Tiere ist nicht reine Nettigkeit vonseiten des Schlachthofs. Sondern auch eine Frage der Fleischqualität, und damit der Wirtschaftlichkeit. Wie Fleisch schmeckt, welche Konsistenz und welchen Nährwert es hat, hängt nicht nur davon ab, was das Tier gegessen und wie es gelebt, welche Medikamente es während seines Lebens bekommen hat, sondern auch davon, wie viel Stress es am Ende seines Lebens durchmachen musste. Die Lebensqualität von Tieren ist direkt mit der unseren verbunden, wenn wir die Körper dieser Tiere essen. Man muss kein Esoteriker sein, um zu begreifen, dass wir eben nicht nur Rindereintopf oder Salami-Sandwiches essen, sondern die Körper von Tieren buchstäblich in uns aufnehmen, die Qualität des Fleischs also eine wichtige Rolle spielt. Konkret bedeutet das: Wenn Schweine beim Schlachten Angst bekommen, sinkt der pH-Wert ihres Fleischs ab. Die Schnitzel und Filets aus einem solchen Tier sind blass, weich und wässrig. Das Fleisch wird zäh, schrumpft in der Pfanne und ist nur noch sehr kurz haltbar.[130]

Die EGO-Schlachthof GmbH kann sich das nicht leisten, denn sie hat sich auf eine Nische im Fleischmarkt spezialisiert: Sie ist eine Erzeugergemeinschaft und Teil eines sogenannten Qualitätsfleischprogramms, das höhere Standards in Fragen der Tierhaltung, des Transports und der Schlachtung erfüllt – und deren Produkte auch mehr kosten. Es ist definitiv kein Biofleisch, aber auch keine Discounter-Massenware.

Einer der größten Kritikpunkte an der Fleischbranche besteht darin, dass die Tiere aus Kostengründen längst nicht mehr an einem Ort geboren, gemästet, geschlachtet und zerlegt werden. Stattdessen teilen sich mehrere spezialisierte Betriebe die Arbeit: Kälber- und Ferkelerzeugung, Aufzucht, Mast, Schlachtung, Zerlegen. Im schlimmsten Fall bedeutet das für die Tiere, dass sie immer wieder in Lkw's von Ort zu Ort gebracht werden müssen, was sie in Angst und Stress versetzt, denn kein Tier geht freiwillig in eine ungewohnte Umgebung. Zwar schreibt die EU Mindeststandards für Tiertransporte vor: Eine Pause nach acht Stunden etwa, in der die Tiere gefüttert und getränkt werden. Doch kritisieren Tierschützer immer wieder, dass diese Standards zum einen zu niedrig seien, zum anderen oft nicht eingehalten würden. Ein Problem ist zudem der Tiertransport ins außereuropäische Ausland, wo die Tierschutztransport-Verordnung nicht gilt. Allein im Jahr 1992 wurden rund 20 Millionen Rinder, Schweine, Schafe, Ziegen und Pferde über die EU-Grenzen transportiert. Die Erzeugergemeinschaft Osnabrück, zu welcher der EGO-Schlachthof gehört, macht es anders. Die EGO ist eines der wenigen Unternehmen in Deutschland, bei der die gesamte Produktionskette der Fleischherstellung in einer Hand liegt. Von der Erzeugung bis in die Ladentheke verläuft die Produktion innerhalb eines geschlossenen Systems. Die Tiere bekommen keine Medikamente und Wachstumsförderer und kommen aus der Region, die Transportwege sind kurz.

Ob die Schweine in Festags Betrieb wirklich gar keinen Stress erfahren, weiß ich nicht. Eines lässt sich nicht leugnen: Ihr Tod passiert geradezu unheimlich schnell und lautlos. Mit dem Horror der Schlachthäuser, wie sie Jonathan Safran Foer beschreibt, in denen vor lauter Schlachten halb wahnsinnig gewordene Arbeiter Tiere sadistisch ermorden, hat das hier wenig zu tun.

Ich bin trotzdem froh, als die Tür wieder hinter mir und Herrn Festag zufällt. In allen Teilen des Betriebs, die wir jenseits dieses Tötungsraums besichtigen, begegnen wir den Schweinen nur im toten Zustand, und das ist deutlich leichter. Es ist der Unterschied zwischen dem, was Herr Festtag »das Tier«, und dem, was er den »Schlachtkörper« nennt. Das Tier läuft in die Falle und stirbt. Das, was anschließend aus dem heißen Wasserbad aufsteigt, kopfüber aufgehängt, ist kein Tier mehr. Es ist Fleisch.

Nachdem ich den EGO-Schlachthof verlassen habe, bin ich den ganzen Tag leicht traurig. Ab und zu habe ich plötzlich das Gefühl, Schweine zu riechen, verbrannte Borsten, Blut. Es ist eine ungemütliche Empfindung, die unter die Haut geht. Während Rudolf Festag und ich durch den Teil des Betriebs liefen, in dem aus ganzen Schweinen erst Schweinehälften, dann Schweinestücke und -organe wurden, habe ich versucht, mir vorzustellen, ich selbst würde an einem dieser Haken hängen, die durch Schienen an der Decke laufen und die Tiere ans Messer bringen: kopfüber, nackt und rosa. Ist, aus dieser Perspektive, ein solcher Tod immer noch »human«? Was genau war noch gleich der Unterschied zwischen dem Lebensrecht dieser Schweine und dem meiner Mitmenschen? Pollan glaubt, dass wir Menschen uns auch deswegen von dem Tierischen in uns distanzieren, weil ihr Sterben uns an den eigenen Tod erinnert. »Tiere wehren sich gegen das Sterben, aber da sie keine Vorstellung vom Tod haben, denken sie lange nicht so viel darüber nach wie wir. Und einer der Hauptgedanken, die wir uns darüber machen, ist die Frage, ob der eigene Tod wie der dieses Tieres sein wird oder nicht? Der Glaube oder die Hoffnung, dass der menschliche Tod irgendwie anders als der tierische Tod ist, ist für uns wichtig – aber unbeweisbar«,[131] schreibt Pollan. Ganz wohl ist mir nicht bei der Sache. Aber ich kann nicht genau sagen, was der Grund dafür ist. Ein für mich möglicherweise doch unsichtbares Leiden der Tiere? Die direkte Konfrontation mit dem Tod? Schließlich finde ich die Antwort: Es ist die schiere Menge an

Tieren, die hier getötet werden. Eins nach dem anderen, den ganzen Tag lang. Der Tod eines Tieres ist hier nicht, wie im Porkcamp, ein Ereignis, sondern täglich tausendfach wiederholte Routine. Ich frage mich, wie der Schlachter das aushält.

»Wenn sie das hundertmal am Tag machen«, sagt Festag, »dann belastet sie das seelisch nicht mehr. Das ist wie bei einem Beamten, der den ganzen Tag lang immer die gleichen Löcher in Papier stanzt.«

Das ist der Satz, der mir am meisten nachhängt. Das und der Geruch der Tiere und des rohen Fleischs. Ein Geruch, der auch ein Geschmack ist, den ich nicht aus meinem Mund herausbekomme: Was ich bisher als den Geruch und den Geschmack von »Salami« oder »Schinken« abgespeichert hatte, ist der Geruch des Tiers: Schwein.

Aus einem Tier wird bei der Schlachtung eine Sache gemacht. Das ist die Realität der Fleischproduktion. Schön ist das nicht. In einer Welt, wie ich sie möchte, werden Tiere nicht am Fließband abgestochen. Sie verbringen ihr Leben auch nicht auf harten Betonböden in Massenställen ohne Tageslicht. Aber nur so kann Fleisch billig sein. Und das ist das, was der deutsche Verbraucher (noch) will.

Die EGO-Schlachthof GmbH gehört unter den konventionellen Erzeugern zu den »Guten« der Branche. Aber auch Festags Schweine leben nicht so schön, wie der Name »Eichenhof«, unter dem das Fleisch verkauft wird, suggeriert: Die Schweine kommen von Betrieben, in denen sie zu Hunderten gemästet werden, und stehen auf den viel kritisierten Betonspaltböden. Auch beim Fleisch gilt das Gesetz von Angebot und Nachfrage. »Wir machen alles, was der Kunde zu zahlen bereit ist«, meint Festag. »Einer meiner Betriebe hat mir gesagt, er bindet seinen Schweinen auch eine rosa Schleife um den Schwanz, wenn er die Garantie bekommt, dass man ihm das bezahlt.«

Deutsche verlangen von Fleisch vor allem, dass es billig ist. Das Verlangen nach Billigfleisch bringt alle Beteiligten in der Produktionskette unter Preisdruck. Als Folge findet in der Fleischindustrie eine Konzentration statt: Immer weniger, immer größere Betriebe produzieren immer mehr Fleisch. Die Anzahl kleiner Metzger, die noch selbst schlachten, hat in den letzten Jahren stetig abgenommen. Nur weil ein Metzger mit eigener Produktion wirbt, heißt das noch lange nicht, dass er selbst Tiere tötet. Die Chancen stehen gut, dass er sein Fleisch von großen Schlachtbetrieben bezieht – in denen dann eben am Fließband geschlachtet wird. Nicht nur der Preisdruck durch Supermarktketten, die ihre Koteletts und Würste konkurrenzlos billig verkaufen können, macht den Metzgern zu schaffen, sondern auch das schlechte Image des Metzgerberufs. Es ist absurd, aber wahr: Einerseits kaufen wir so viel und so billiges Fleisch wie nie. Andererseits wollen wir nichts mit der Produktion zu tun haben. Fleischer und Fleischfachverkäufer gehören heute zu den unbeliebtesten Berufen, wie aus der Berufsberatungsstatistik der Bundesagentur für Arbeit hervorgeht.

Im Supermarkt kostet Schweinefleisch manchmal weniger als Hundefutter. Was der Kunde am Braten spart, fällt letztlich doch wieder auf ihn zurück. Die Kosten für Umweltschäden, die durch Massentierhaltung entstehen, verschmutzte Gewässer, überdüngte Böden, stehen nicht auf dem Preisschild, kosten aber letztlich Steuern.

Gleichzeitig denken immer mehr Fleischesser über Tierschutz nach. Seit dem 26. Juli 2002 ist der Tierschutz sogar als Staatsziel im Artikel 20a des deutschen Grundgesetzes verankert. Eine Eurobarometer-Studie aus dem Jahr 2005 hat gezeigt, dass mehr als die Hälfte der Deutschen beim Kauf von Fleisch zumindest zeitweilig an Tierschutz denken. Sie sind auch bereit, für alternative Tierhaltungsverfahren mehr zu bezahlen – bisher allerdings nur in der Theorie. »Die empirisch ermittelten hohen Zahlungsbereitschaften für alternative Tierhaltungsverfahren lassen ebenso ein zunehmendes Absatzpotenzial für Produkte von artgerecht gehaltenen Tieren vermuten wie das wachsende Tierschutzbewusstseins in der Gesellschaft. Dieses spiegelt sich jedoch derzeit nur unwesentlich im Konsumentenverhalten wider.«[132] Artgerechte Tierhaltung ist einfach teurer als Standardhaltung. Ein Biohuhn kostet leicht das Drei-oder Vierfache eines Discountervogels. Die Tiere brauchen mehr Platz und Aufmerksamkeit, Stroheinstreu und Mistentfernung erhöhen die Kosten im Ökolandbau deutlich. Da in der Fleischbranche in Centbeträgen gerechnet wird, sparen Landwirte, wo sie können. Futterkosten gehören zu den Hauptfaktoren. Immer wieder versuchen Futtermittelhersteller zu schummeln, indem sie belastete Rohstoffe verwenden und in den Handel bringen. Es ist relativ leicht, giftige Fette und verseuchtes Getreide in Futtermischungen zu rühren. Alle großen Lebensmittelskandale der vergangenen Jahre hatten ihren Ursprung in Futtermitteln, ob BSE, Nitrofen oder Dioxin. Mit der Folge, dass Hunderte Höfe gesperrt, Tonnen an Fleisch vernichtet und unzählige Tiere notgeschlachtet werden mussten.

Die deutschen Konsumenten legen also ein ziemlich widersprüchliches Verhalten an den Tag – sie wollen, dass Tiere besser behandelt werden, die Masse der Konsumenten greift aber doch zu Billigfleisch. Wie passt das zusammen? Spiller vermutet in seiner Studie zwei Gründe. Erstens: Unwissen. Zwar beurteilten die meisten Befragten die modernen Haltungsbedingungen von Tieren negativ – sagten aber gleichzeitig, dass sie nicht viel darüber wüssten. Zweitens: Verfügbarkeit. Es gibt einfach nicht genug Fleisch aus artgerechter Haltung.[133]

Achim Spiller glaubt, dass der Markt für artgerecht erzeugtes Fleisch bei weitem nicht ausgeschöpft ist. Er zieht Parallelen zur

Eierbranche: »Aufgrund der skizzierten Problematik ist es von großer praktischer Relevanz, ob entsprechende Mehrkosten von den Verbrauchern getragen würden bzw. ob die Spaltenbodenhaltung ähnlich wie die Käfighaltung von Legehennen langfristig weiter an Akzeptanz verliert.«[134] Seit 2005 müssen Eier im Handel klar nach Art der Haltungsform gekennzeichnet sein. Freilandeier haben mittlerweile einen Marktanteil von 21,9 Prozent. Etwa ebenso hoch schätzt Spiller das Marktpotenzial für Fleisch aus artgerechter Haltung ein. Das gibt Hoffnung: Was für Eier geklappt hat, sollte für Schnitzel nicht unmöglich sein.

15

Alles geht

Thomas, einer der Fleisch liebenden Männer, mit denen ich zusammengelebt habe, plante seine Mahlzeiten nach dem Prinzip: Wenn es kein Gesicht hatte, schmeckt es nicht. Thomas ist ein netter Kerl, und wäre er von Schokolade abhängig, könnte er darüber einen männerhumorigen Beststeller schreiben, der dann mit Till Schweiger verfilmt werden würde. So aber prallte er nicht nur mit seinem schlechten Gewissen, sondern auch mit mir zusammen, die sich mehr oder minder versehentlich immer wieder auf einem Küchenstuhl wiederfand und gegen seine 99-Cent-Hackpakete anpredigte.

Wir wohnen schon seit Jahren nicht mehr zusammen, aber neulich traf ich Thomas wieder, zum Mittagessen. Er kaute an einem Schweinshaxenmmittagstischsonderangebot, aus dessen Mitte ein beeindruckender Knochen ragte. Ich trank mein Bier. Der Prediger in mir war schon seit längerem zur Ruhe gekommen. Trotzdem fühlte sich Thomas scheinbar angegriffen, denn er ließ seine Gabel sinken, sagte ein paar Sätze, die den blonden Saft in meine Luftröhre rutschen ließen:

»Es ist zu lecker, und es gibt einfach noch keinen gleichwertigen Ersatz. Mal ehrlich, Tofu schmeckt nach nichts. Aber«, rief er mit erhobener Gabel, »das wird sich in Zukunft ändern. Bald gibt es künstliches Fleisch, das genauso lecker sein wird wie meine Haxe hier. Und das wird der Moment sein, in dem ich aufhöre, Fleisch von echten Tieren zu essen.«

Was für mich zunächst wie eine abstruse Rechtfertigung klang, ist gar nicht so abwegig: Holländische Wissenschaftler haben bereits mit Erfolg Fleisch im Labor hergestellt – aus Stammzellen.[135] Durch die erzeugten Fleischplatten jagten sie Stromstöße, um die Konsistenz trainierter Muskeln zu erhalten. Wenn einem bei dieser Beschreibung auch nicht gerade das Wasser im Munde zusammenläuft, ist das Potenzial künstlich gebrauten Laborfleischs doch nicht zu übersehen: Das Ende der Massentierhaltung wäre damit in greifbare Nähe gerückt. Die globalen Treibhausgas-Emissionen könnten um etwa 20 Prozent sinken, und niemand müsste für sein Speckbrötchen den direkten Tod eines Tiers in Kauf nehmen.

Sieht also so die Zukunft aus? Werden wir bei einem Glas Wein und einem Brocken Kunstfleisch zusammensitzen? Und werden die Vegetarier und Veganer von heute mitessen? Irgendwie zweifele ich daran.

Bisher gibt es einige Probleme. Eines davon: Noch ist das Laborfleisch extrem teuer. Ein Stück kostet etwa 60 000 Euro. Nicht ganz das Budget des Durchschnittsbürgers. Und: Laut einer Studie der Europäischen Kommission halten 94 Prozent der Europäer das Kunstfleisch für keine Prachtidee, 54 Prozent lehnen es ganz ab.

Ja, aber – was wollen wir denn nun? Es gibt einen Punkt, an dem wir uns entscheiden müssen. Naturbelassenes Fleisch von Tieren, die ein gutes Leben geführt haben, Fleisch, das niemanden krank macht oder vergiftet, dazu noch billig und massenhaft – das können wir vergessen. Niemand, der in den letzten Monaten mit einem halb offenen Auge auf eine Zeitung oder einen Bildschirm geschielt hat, kann ignorieren, dass in der Fleischindustrie etwas schiefläuft.

Wir müssen deshalb nicht alle sofort Vegetarier und Veganer werden. Aber zwei Dinge müssen wir tun. Erstens: besseres

Fleisch essen. Das heißt: Würste und Gulasch von Tieren, die Platz und Auslauf hatten, die gefressen haben, was ihrer Natur entspricht, und die niemand verstümmelt, stundenlang durchs Land gekarrt oder sonstwie misshandelt hat. Es gibt Alternativen, und zwar nicht wenige. Jeder, der will, kann eine finden.

Bioschnitzel werden nun auch in Discount-Supermärkten angeboten. Das ist einerseits eine gute Nachricht – Biofleisch ist damit massentauglich geworden. Andererseits ist Masse eben immer noch nicht Klasse, das gilt auch für Bio. Die Produzenten der Biowürste für die Discounter sind große Hersteller, für die Bioware nur ein Teil ihrer Produktion darstellt. Und sie müssen sich, sofern die Ware mit dem Biosiegel gekennzeichnet ist, an Standards halten, die nicht besonders hoch sind, wenn man sie mit Bio-Anbauverbänden wie Demeter oder Bioland vergleicht. Massentierhaltung ist auch für Biotiere möglich, wenn auch in etwas kleinerem Rahmen. Massenproduktion von Biowurst ist also keine ernst zu nehmende Alternative. Nicht alles, auf dem »Bio« steht, ist auch nachhaltig. Umgekehrt ist nicht alles, das ein Biosiegel aufweist, besser für den Konsumenten und seine Umwelt. Trennen lässt sich beides nicht. Wir sind die Umwelt, da wir in sie eingebunden und abhängig von ihr sind. Das ist kein weltfremdes Traumgespinst, sondern knallharte Realität.

Es lohnt sich, statt der Supermarktware einen Metzger zu finden, der handwerklich arbeitet und über seine Fleischlieferanten Bescheid weiß. Ein kleiner Metzger, der selbst schlachtet, kann sich für jedes Tier die nötige Zeit nehmen. Das kann ein Biometzger sein, muss aber nicht. Nicht jeder Betrieb, der nach den Kriterien des Biosiegels arbeitet, behandelt seine Tiere gut, und nicht jeder konventionelle Bauer ist ein Tierquäler. Wenn Sie einen Metzger haben, dem Sie vertrauen, reden Sie mit ihm. Wenn möglich, kaufen Sie Fleisch direkt vom Hersteller.

Zweitens: Wir müssen weniger Fleisch essen. 60 Milliarden

Tiere werden jährlich weltweit zu Nahrung verarbeitet, das sind zehn Tiere für jeden einzelnen Menschen. 2050 sollen es doppelt so viele sein. In dieser Größenordnung ist schon fast alles egal. Ob 120 Milliarden oder gleich tausend Fantastilliarden: Eine solche Menge ist globaler Selbstmord. Wegen ziemlich ernster Nebenwirkungen wie Klimawandel, Übergewicht, wirkungslosen Antibiotika, Umweltschäden und endloser Grausamkeit an Tieren. Der Spruch »Weniger ist mehr« hat mich schon immer genervt. Weniger ist nicht mehr, sondern weniger. Aber da müssen wir halt durch.

Artgerechte Tierhaltung ist wichtig, aber nicht alles. Wenn sämtliche Tiere, die wir heute essen, im Freien leben sollten, müssten fast alle Wälder und Felder in Weiden umgewandelt werden. Das gleiche Problem – Vegetarier aufgepasst – gilt für Eier und Milch. Es gibt einfach nicht genug Platz, um unseren Hunger nach Tierprodukten tierfreundlich zu befriedigen. Die einzige Möglichkeit, Massentierhaltung und -schlachtungen überflüssig zu machen, liegt darin, die Nachfrage nach den Produkten, die aus diesen Systemen stammen, zu reduzieren und letztlich ganz zu beseitigen. Es hat keinen Sinn, auf das Eingreifen politischer Entscheidungsträger zu warten. Gesetzliche Regelungen können die Lebensbedingungen von Tieren verbessern. Aber wenn wir nicht gleichzeitig unseren Konsum reduzieren, vollziehen sich diese Veränderungen zu langsam. Mit jeder Mahlzeit gibt man seine Stimme ab. Raushalten kann sich keiner.

Als ich die Kolumne »Gewissensbisse« auf *Zeit Online* schrieb, in der es um ethische Fragen rund ums Essen ging, bekam ich immer wieder den gleichen Vorwurf zu hören: Gute, ethisch vertretbare Nahrung sei eine Elitesache, da nur Menschen mit entsprechendem Einkommen zur Biowurst greifen könnten. Dieses Argument ist absurd. Es ist eine Entschuldigung, den Status quo beizubehalten, nach dem Grundsatz: Es ist egal, was ich und ein paar andere machen – die Mehrheit macht es sowieso anders.

Die Frage, wer das bessere Fleisch bezahlen kann, hängt weniger von dicken oder dünnen Konten ab, sondern davon, wie oft ein Esser nach Fleisch verlangt. Der Einkommensanteil, den der deutsche Verbraucher für Lebensmittel ausgibt, liegt laut Statistischem Bundesamt bei rund neun Prozent. Von dem Geld werden an erster Stelle Fleisch und Wurst (22,7 Prozent) und an zweiter Stelle Brot und Getreidewaren (17,2 Prozent) gekauft. An dritter Stelle stehen Milchprodukte.[136] Die meisten Deutschen essen jeden Tag Fleisch. Es hat seinen Luxuscharakter längst verloren, und das ist keine gute Entwicklung. Trotz allgemein steigender Lebensmittelpreise geben wir heute insgesamt weniger für Fleisch aus als 1998. Ein Industriearbeiter musste 1970 etwa 96 Minuten für ein Schweinekotelett arbeiten, 2000 nur noch eine gute halbe Stunde.[137] Je weniger Geld der Durchschnittsdeutsche verdient, desto mehr Fleisch isst er. Kein Mensch würde freiwillig den billigsten, schlechtesten Kindergarten wählen oder eine schnelle Herztransplantation zum Discount-Preis. Richtig geizig sind wir nur beim Essen. Niemand, absolut niemand in diesem Land, ist auf anonymes Billigfleisch angewiesen.

Wenn Sie auf einem Spaziergang einer Frau begegnen, die liebevoll ein Lämmchen auf einer Weide betrachtet und dabei murmelt: »Du schmeckst gut mit Knoblauch und Rosmarin«, dann wissen Sie: Das ist meine Mutter. Als Kind in Bayern hatte sie den Spitznamen »Fleischkatzl«, und auch heute noch kann sie mit beunruhigend wölfischem Zähnefletschen über ein leicht blutiges Steak herfallen. Trotzdem bestellt sie in guten Restaurants gerne die vegetarischen Gerichte. Sie sagt dazu: »Jeder Idiot kann eine Fasanenbrust braten. Ich will etwas, das ich nicht mal eben zu Hause hinkriege.« Es macht mehr Mühe und erfordert mehr Kreativität und Können, am eigenen Herd etwas Leckeres aus Pflanzen herzustellen. Fleisch zu essen ist, nicht zuletzt, bequem. Die beste Methode, bei McDonald's einen frisch zubereiteten Burger zu bekommen, der dann auch noch am Tisch serviert wird: die vegetarische Variante bestellen. Das macht sonst keiner. Die absurde Pointe dabei: Die vegetarische Bulette kostet oft ein bisschen mehr als der Rinderburger. Fleisch ist einfach Standard. Für die meisten Deutschen gehört es einfach zu einer ordentlichen Mahlzeit. Selbst auf Salaten liegen Schinken- oder Hühnerbruststreifen. Solange das so ist, dürfte es vielen schwerfallen, weniger Fleisch zu essen.

Manche werden problemlos auf Industriefleisch verzichten können. Andere würden eigentlich gerne weniger und besseres Fleisch essen, werden beim abendlichen Einkauf aber doch schnell wieder die abgepackte Hühnerbrust in den Wagen werfen, weil der Metzger schon geschlossen hat oder weil nach der Arbeit zum Gemüseschälen schlicht die Kraft fehlt. Niemand sollte sich deshalb von Schuldgefühlen zerfressen lassen. Das hilft wirklich keiner Sau weiter. Perfektion ist ein Anspruch, der meist das Gegenteil bewirkt. Für den Anfang reicht es, öfter mal die bessere Entscheidung zu treffen. Das »Modell Sonntagsbraten« ist in den Medien kurz diskutiert worden und trifft das Prinzip genau: Fleisch selten, aber dann als Festmahl. Dann tut es auch nicht weh, dieses Fleisch von anständigen Herstellern zu beziehen.

Der Journalist Nicholas Kristof beschreibt ein psychologisches Phänomen, das gerade bei den sogenannten Gutmenschen auftritt:[138] Ausgerechnet jene Menschen, die versuchen, ein bewusstes Leben zu führen, bleiben Horrormeldungen wie Hungersnöten und Völkermorden oft gleichgültig gegenüber. Denn der Gedanke an ein derartiges Elend ist so schwer zu ertragen, dass die Psyche mit einer Art Schutzmechanismus reagiert: Schmerz ab einer bestimmten Größenordnung ist nicht mehr fassbar – man reagiert nicht mehr.

So überwältigend, wie es manchmal scheint, ist das Problem der ordentlichen Mahlzeit aber gar nicht. Man hat ja auch etwas davon. »Mit einem stärkeren Bewusstsein dafür, was alles auf dem Spiel steht, zu essen, mag nach einer Bürde klingen, aber tatsächlich gibt es wenige Dinge im Leben, die so viel Befriedigung bieten. Im Vergleich dazu ist das Vergnügen an industriell produziertem Essen, also ignorantem Essen, flüchtig«, meint Pollan.

Dieses Buch ist nicht gegen Vegetarier und Veganer gerichtet. Ebenso wenig bietet es Fleischessern Rechtfertigung für maßlose Exzesse. Wer angesichts der Informationen, die in diesem Buch zu finden sind, den Schluss zieht, jede Ernährungsweise sei falsch, da sich gegen alles Argumente finden lasse, hat etwas Wichtiges übersehen: Der entscheidende Punkt liegt in dem Verständnis dafür, welche Ernährungsweise am wenigsten zerstörerisch wirkt. Das kann eine Ernährung sein, die nur aus Pflanzen besteht, aber auch eine, in der Fleisch vorkommt.

In meiner WG auf dem Land koexistierten die Ernährungsweisen friedlich. Im Kühlschrank waren Tofu und Würste Nachbarn, an der Wand hing ein veganes Kochbuch, daneben hatte jemand eine Karte geklemmt: »Wenn alle Tiere ausgerottet sind, fressen wir die Vegetarier.«

Einmal im Jahr, zur Fastenzeit, verzichten alle Bewohner ein paar Wochen lang auf Tierprodukte. Es ging, es ging sogar gut. Denn eigentlich geht alles.

16
Zu guter Letzt

Danken möchte ich an dieser Stelle dem Agraringenieur Christoph Lehmeier, der mir in unzähligen Gesprächen viele wertvolle Informationen zum Thema vermittelt hat.

Für meine weitergehenden Recherchen habe ich auf folgende Publikationen zurückgegriffen:

Hans Mohr/Peter Schopfer/Axel Brennicke (Hrsg.): »Lehrbuch der Pflanzenphysiologie«, Heidelberg, 5. Aufl. 1999

Thilo Bode: »Abgespeist: Wie wir beim Essen betrogen werden und was wir dagegen tun können«, Frankfurt/M., 3. Aufl. 2008

Thilo Bode: »Die Essensfälscher: Was uns die Lebensmittelkonzerne auf die Teller lügen«, Frankfurt/M., 5. Aufl. 2010

Catherine Friend: »The Compassionate Carnivore: Or, How to Keep Animals Happy, Save Old MacDonald's Farm, Reduce Your Hoofprint, and Still Eat Meat«, USA 2008

Anmerkungen

[1] Paul Mc Cartney ist seit den Siebzigern bekennender Vegetarier.

[2] PETA: People for the Ethical Treatment of Animals, eine weltweit agierende Tierrechtsorganisation.

[3] Anlässlich einer Online-Befragung von Vegetarieren, vgl.: www.vegetarierstudie.uni-jena.de

[4] Spiller, Achim: »Trends im Verbraucherverhalten bei Fleisch«, Managementseminar »Qualität der Lebensmittelproduktion« in Vechta, 21. März 2007

[5] Die FAO ist die Ernährungs- und Landwirtschaftsorganisation der Vereinten Nationen. Siehe auch: »Livestock's Long Shadow – Environmental Issues And Options«, eine Studie der FAO, zu finden auf: www. fao.org

[6] Diese und die folgenden Zahlenangaben stammen aus dem Artikel »Der Preis ist billig, aber das Fleisch ist schwach«, vgl. *Stern* Nr. 22/2010

[7] David und Marcia Pimentel, in: *The American Journal of Clinical Nutrition*: »Sustainability of meat-based and plant-based diets and the environment«, Bd. 78, Nr. 3 (September 2003)

[8] Christian Zaschke: »Fleischgeil«, SZ-Magazin, Heft 33/2010: http://sz-magazin.sueddeutsche.de/texte/anzeigen/34527/

[9] Siehe *Stern* Nr. 22/2010

[10] Ebenda

[11] Mitteilung der Interessengemeinschaft der Schweinehalter Deutschlands e. V. vom 16. November 2009. Zu finden unter: www.schweine.net/ueller_gruppe_nimmt_modernste_schweineschlachtlini.html

[12] Siehe Artikel vom 11. August 2010 mit dem Titel »Gegner von der Polizei entfernt«: www.stern.de/panorama/protest-aktion-gegen-huehner-schlachthof-gegner-von-der-polizei-entfernt592025.html

[13] Zu lesen am 22. Januar 2010 in *Spiegel Online* (vgl.: www.spiegel.de/wirtschaft/unternehmen/0,1518,673491,00.html)

[14] Laut foodwatch (siehe auch: http://foodwatch.de/kampagnen__themen/mcdonalds/aktion/index_ger.html)

[15] »Der Preis ist billig, aber das Fleisch ist schwach«, (siehe Anmerkung 6)

[16] Ebenda

[17] »The Vegetarian Myth. Food, Justice, and Sustainability«, USA 2009

[18] Vergleiche dazu www.vegetarierstudie.uni-jena.de und http://www.bmelv.de/SharedDocs/Standardartikel/Ernaehrung/Gesunde Ernaehrung/Ernaehrungsforschung/NationaleVerzehrsstudie/NVS2_Ernaehrungsverhalten.html

[19] Vgl. Pressemitteilung Nr. 29 vom 22. Januar 2008 des Bundesamtes für Statistik

[20] Karl Ludwig Schweisfurth: »Tierisch gut: Vom Essen und Gegessenwerden«, München 2010, S. 68

[21] Siehe auch den Artikel von Frank Wittig: »Pflanzendoping. Die Geschichte der Düngemittel« vom 1. Juni 2009: www.planet-wissen.de/alltag_gesundheit/landwirtschaft/anbaumethoden/pflanzingdoping.jsp (es heißt tatsächlich »pflanzingdoping«! in der Web-Adresse)

[22] So zu lesen auf vegan.de: Das vegane Online-Forum: http://vegan.de/foren/read.php?20,65266,65377

[23] So geschehen am 5. Oktober 2010 unter dem Titel: »That's Not Vegan? Ten Household Items Under The Radar«: www.veganmainstream.com/thats-not-vegan-ten-household-items-under-the-radar

[24] Jonathan Safran Foer: »Tiere essen«, Köln 2010. In der englischsprachigen Ausgabe, »Eating Animals«, schreibt Safran Foer auf Seite 192: »I, too, assumed that my book about eating animals would become a straightforward case for vegetarianism. It didn't.«

[25] Siehe www.planet-wissen.de (vgl. Anmerkung 21)

[26] Vgl. Dale Allan Pfeiffer: »Eating Fossil Fuels«, www.fromthewilderness.com/free/ww3/100303_eating_oil.html

[27] Vgl. Regina Bartel: »Dünger und Sprengstoff«, Deutschlandfunk, 13. Oktober 2008: www.dradio.de/dlf/sendungen/kalenderblatt/856771/

[28] »All life depends on nitrogen ... the genetic information that orders and perpetuates life is written in nitrogen ink.« (*Smithsonian Magazin*,

15. Juni 2006: http://michaelpollan.com/articles-archive/whats-eating-america/htt/) Alle Zitate von Michael Pollan wurden von mir ins Deutsche übertragen. Dies gilt auch für alle Auszüge aus dem Buch »The Vegetarian Myth« von Lierre Keith, siehe Anmerkung 17. Sowie eine Reihe weiterer umfangreicher Zitate anderer Autoren, die nicht in deutscher Fassung zugänglich sind.

29 Vgl. hierzu Marcel Hänggi:»Die revolutionaere Kraft des Pissoirgestanks« vom 14. September 2009 auf *heise online*: www.heise.de/tr/artikel/archiv

30 Siehe Danielle Murray:»Oil and Food: A Rising Security Challenge« vom 9. Mai 2005: www.earth-policy.org

31 Paul Roberts:»The End Of Food«, USA 2008

32 Laut Marcel Hänggi (siehe Anmerkung 29)

33 Paul Roberts:»The End Of Food«

34 Kiera Butler:»Steak or Veggie Burger. Which is Greener?«: http://motherjones.com/environment/2010/07/is-vegetarian-diet-green

35 Ebenda

36 Vgl. *Science* 11, Juni 2004:»Soil Carbon Sequestration Impacts on Global Climate Change and Food Security« von R. Lal

37 Vgl.»Lehrbuch Pflanzenphysiologie« (herausgegeben von Hans Mohr, Peter Schopfer und Axel Brennicke, Heidelberg, 5. Auflage 1999) S. 599

38 Marcel Hänggi:»Peak-Oil: Lernen aus ›Peak Stickstoff‹«, vom 19. September 2009, siehe www.heise.de/tp/r4/artikel/31/31136/1.html

39 Dale Allan Pfeiffer:»Eating Fossil Fuel: Oil, Food and the coming crisis of agriculture«, Kanada 2006, S. 7

40 Albert A. Bartlett:»Forgotten Fundamentals of the energy crisis«: www.npg.org/specialreports/bartlett_section3.htm

41 Zitiert nach Tanja Busse::»Landwirtschaft am Scheideweg – Essay«: Bundeszentrale für politische Bildung: www.bpb.de/publikationen/OIPIAD,0,Landwirtschaft_am_Scheideweg_Essay

42 Vgl. hierzu Michael Pollan (a. a. O., Anmerkung 28)

43 So Marcel Hänggi (a. a. O., Anmerkung 29)

44 So die Jahrespressekonferenz aus dem Jahr 2010 des Industrieverbands Agrar, siehe: www.iva.de/pressemitteilungen/jahrespressekonferenz–2010-iva-weniger-treibhausgase-durch-mineralduengung

[45] Luca Montarella (Europäische Kommission): »Boden als Schnittstelle zwischen Landwirtschaft und Umwelt«: http://ec.europa.eu/agriculture/envir/report/de/inter_de/report.htm

[46] In dem Artikel »Modern und verantwortungsbewusst: Landwirtschaft in Deutschland«, siehe: www.iva.de/branche/landwirtschaft-deutschland

[47] Michael Pollan im *New York Times Magazin* vom 16. Dezember 2007: »Our Decrepit Food Factories«, siehe: http://michaelpollan.com/articles-archive/our-decrepit-food-factories/

[48] Tanja Busse (a. a. O., Anmerkung 41)

[49] http://www.fao.org/news/story/0/item/9962/icode/en/

[50] Siehe »Farming must change to feed the world«, 4. Februar 2009, zu finden unter: www.fao.org/news/story/0/item/9962/icode/en/ Sowie: www.theglobaleducationproject.org/earth/food-and-soil.php

[51] Siehe: www.viana.de/us/news-blog/news-blog-detail/article/9/die-bagger-s/

[52] www.uni-muenster.de/HausDerNiederlande/zentrum/Projekte/Schulprojekt/Lehren/Nachbar/Sachanalyse/50/index.html

[53] N. B. McLaughlin, A. Hiba, G. J. Wall und D. J. King: »Comparison of energy inputs for inorganic fertilizer and manure based corn production«, zu finden unter: http://engrwww.usask.ca/oldsite/societies/csae/c9915.pdf

[54] Vgl.: »Wie die Fleischlobby Hungersnöte verursacht« vom 30. Oktober 2006, www.zentrum-der-gesundheit.de/ia-fleischlobby-und-welthunger.html

[55] Mark Bittman: »Food Matters: A Guide to Conscious Eating with More Than 75 Recipes«, USA 2008

[56] Zitiert nach George Monbiot: »Der Segen des Fleisches« (27. September 2010), der *Freitag online*: www.freitag.de/wissen/1038-der-segen-des-fleisches

[57] Sylke Behrend: »Vergleichende molekulare und funktionelle Analyse des ›Locus of Enterocyte Effacement‹ (LEE) im bovinen EHEC-Stamm RW1374 (O103:H2)«, Dissertation am Institut für Mikrobiologie und Tierseuchen des Fachbereichs Veterinärmedizin der Freien Universität Berlin 2008

[58] *Frankfurter Rundschau* am 5. Mai 2009: »Massentierhaltung als Pan-

demie-Risiko«: www.fr-online.de/panorama/massentierhaltung-als-pan-
demie-risiko/-/1472782/3300684/-/indUmex.html

59 Vgl. Janet Raloff in Science News: »Hay! What a way to fight E.Coli«.
http://www.sciencenews.org/pages/sn_arc98/9_19_98/food.htm

60 http://www.news.cornell.edu/releases/aug97/livestock.hrs.html

61 Paul Roberts S. 26 (a. a. O., siehe Anmerkung 31)

62 a. a. O., siehe Anmerkung 60

63 Die Studie mit den hier zitierten Zahlenangaben findet sich im Internet
unter: www.fao.org/docrep/010/a0701e/a0701e00.HTM

64 Lesenswert ist auch der Artikel von Takis Würger vom 18. Oktober
2010: »Das Rülpsen der Rinder«, *Spiegel* Nr. 42/2010

65 Position des Bund Naturschutz-Arbeitskreises Landwirtschaft zum Er-
halt von Wiesen und Weiden in Bayern: Bund Naturschutz: »Qualität – Milch und Fleisch aus blühender Kulturlandschaft?«: http://
traunstein.bund-naturschutz.de/index.php?id=9543

66 Vgl. Kiera Butler: »Steak or Veggie Burger. Which is Greener?« (a. a. O.,
Anmerkung 34)

67 Ebenda

68 Tara Kelly: »Simon Fairlie: How Eating Meat Can Save the Planet«,
am 12. Oktober 2010 auf *Time*, siehe: www.time.com/time/health/
article/0,8599,2024133,00.html

69 So die Landwirtschaftskammer Niedersachsen. Siehe hierzu: »Euter-
gesundheit und Milchqualität in Milchschafhaltungen« auf www.
lwk-niedersachsen.de/index.cfm/portal/1/nav/230/article/15488.html

70 Nachzulesen in dem Artikel »Bio forscht«: *Schrot&Korn* Nr. 2/2010:
www.schrotundkorn.de/2010/201002sp01.php

71 Ebenda

72 Näheres dazu unter der Überschrift »Milchkühe« beim Deutschen
Tierschutzbund e. V., siehe: www.tierschutzbund.de/milchkuehe.html

73 Vgl. Wendy Gordon, Natural Resources Defense Council: »Top 10 Rea-
sons to Eat Grass-Fed Meat«, www.simplesteps.org/food/eating-well/
top-10-reasons-eat-grass-fed-meat

74 Gidon Eshel zitiert nach Kiera Butler: »Steak or Veggie Burger. Which
is Greener?« (a. a. O., Anmerkung 34)

75 *Björn Platz:* »Rückschau: Wie das (Hühner-)Ei entsteht«, nach einer Sendung vom 28. März 2010, zu finden auf: www.daserste.de/wwiewissen

[76] Ebenda

[77] Artikel »Heute schon gegessen?« in der *Zeit* vom 12. November 2009 (Nr. 47), siehe auch: www.zeit.de/2009/47/Welthunger

[78] So die FAO, vgl.: www.fao.org/docrep/003/y6265e/y6265e03.htm# P510_49478

[79] Frances Moore Lappé: »A Diet For a Small Planet«, USA 1985

[80] Siehe Anmerkung 78

[81] Frances Moore Lappé: »World hunger. 12 myths«, USA 1998

[82] a. a. O., siehe Anmerkung 78

[83] Thorsten Jacobs: »Welthunger«, 28. Oktober 2010, www.focus.de/ wissen/wissenschaft/gentechnik/tid-15995/welthunger-gruene-revolution_aid_448778.html

[84] »Stichwort Agrardumping«, siehe: www.germanwatch.org/zeitung/2004-3-dumping.htm

[85] http://www.germanwatch.org/tw/dk-mw04.pdf

[86] Armin Paasch, Frank Garbers und Thomas Hirsch: »Die Auswirkungen der Liberalisierung des Reismarkts auf das Recht auf Nahrung. Fallstudien zu Ghana, Honduras und Indonesien«, herausgegeben von *Brot für die Welt*, Stuttgart 2007, siehe: www.brot-fuer-die-welt.de/ ernaehrung/downloads/Reisstudie.pdf

[87] Jean Ziegler im Gespräch mit *arte.tv* am 3. März 2009, zu lesen unter dem Titel »Der Welthunger« auf: www.arte.tv/de/Die-Welt-verstehen/ Essen-aber-richtig/2493430.html

[88] Tanja Busse: »Landwirtschaft am Scheideweg. Essay«, in *Das Parlament* vom 5. Juni 2010, siehe: www.bundestag.de/dasparlament/ 2010/05-06/Beilage/001.html

[89] Mark Doyle: »US urged to stop Haiti rice subsidies«, zu lesen auf *BBC Mobile* vom 4. Oktober 2010, siehe: www.bbc.co.uk/news/world-latin-america-11472874

[90] Siehe: www.news.cornell.edu/releases/aug97/livestock.hrs.html

[91] Mark Bittman, S. 28 (siehe Anmerkung 55)

[92] a. a. O., siehe Anmerkung 64

[93] Russell Smith: »Vegetarianism: What the Science Tells Us«, 30. Dezember 2000, zu lesen auf: www.westonaprice.org/abcs-of-nutrition/179-science-of-vegetarianism.html

[94] Pressemitteilung Nr. 26 vom 6. Juni 2005: Vegetarierstudie: »Ein biss-

chen Fleisch schadet nicht, wenn man sonst gesund lebt«, zu finden auf: www.dkfz.de/de/presse/pressemitteilungen/2005/dkfz_pm_05_26.php

[95] Vgl. Gary Taubes:»What if It's All Been a Big Fat Lie?«, *The New York Times Magazine*, 7. Juli 2002, siehe: http://query.nytimes.com

[96] Ebenda

[97] Ebenda

[98] Die American Heart Association erklärt das Phänomen Cholesterin unter der Überschrift»LDL and HDL Cholesterol: What's Bad and What's Good?«, zu finden auf: www.americanheart.org/presenter. jhtml?identifier=180

[99] Siehe Anmerkung 95

[100] Mehr zu Nicolai Anitschkows Experimenten in dem Artikel»Gesättigte Fette – besser als ihr Ruf« von Paolo C. Colombani, *Neue Zürcher Zeitung*, vom 26. September 2007, zu finden auf: www.nzz.ch/nachrichten/ wissenschaft/gesaettigte_fette__besser_als_ihr_ruf_1.560664.html

[101] Ebenda

[102] Nachzulesen in dem Artikel »Ernährungspsychologie: Alles Geschmackssache«, in *Geo Wissen* Nr. 09/01: *Ernährung*. Siehe auch: www.geo.de/GEO/mensch/medizin/776.html

[103] Michael Pollan:»Our National Eating Disorder«, *The New York Times Magazine*, 17. Oktober 2004, zu lesen auf: www.nytimes.com/2004/ 10/17/magazine/17EATING.html

[104] Siehe auch:»Cardiovascular Disease Resulting From a Diet and Lifestyle at Odds With Our Paleolithic Genome: How to Become a 21st-Century Hunter-Gatherer«: www.ncbi.nlm.nih.gov/pubmed/14708953

[105] Staffan Lindeberg, Loren Cordain, S. Boyd Eaton:»Biological and Clinical Potential of a Palaeolithic Diet«, in: *Journal of Nutritional & Environmental Medicine*, 13 (3), September 2003, S. 149-160

[106] Frank B. Hu:»Are refined carbohydrates worse than saturated fat?«, nachzulesen auf: www.nmsociety.org/App_Themes/Images/Research/ Hu%2010%20SAFA%20vs%20CHO%20CHD%20Prevention[1].pdf

[107] Barry Groves:»Why Eating Too Many Carbs Makes You Fat«, 24. April 2007, www.diabeteshealth.com

[108] Vgl. hierzu den Artikel von Richard Friebe mit dem Titel»Can a High-Fat Diet Beat Cancer?« vom 17. September 2007, zu finden auf: www. time.com/time/health

[109] Verfasst am 18. Oktober 2008 mit dem Titel: »Carbohydrates are addictive«, siehe: www.proteinpower.com/drmike/ketones-and-ketosis/carbohydrates-are-addictive/

[110] Siehe www.cornucopia.org/2010/11/hexane-soy/

[111] Ebenda

[112] Vgl. »Irische Butter, Gras statt Mais«, *Zeit Online Essen & Trinken*: www.zeit.de/2010/21/E-Butter

[113] Vgl. Marian Burros: »Grass-Fed or Grain?«, vom 8. März 2006; siehe: www.nytimes.com/2006/03/08/dining/08beef.html

[114] Siehe: www.csuchico.edu/agr/grsfdbef/health-benefits/ben-o3-o6.html

[115] Michael Pollan: »Unhappy Meals«, 28. Januar 2007, *The New York Times Magazine*: www.nytimes.com/2007/01/28/magazine/28nutritionism.t.html

[116] Monika Seynsche: »Der Nudel Kern. Warum Ernährungstrends uns nicht gesünder machen«, 24. Mai 2009 im *Deutschlandfunk*: www.dradio.de/dlf/sendungen/wib/969413/

[117] Zu lesen unter: Vlad Georgescu und Marita Vollborn: »Functional Food. Das Geschäft mit den Möchtegern-Medikamenten«, *Spiegel Online*, 19. Dezember 2002: www.spiegel.de/wissenschaft/mensch/0,1518,227454,00.html

[118] Verbraucherschützer Thilo Bode am 24. Oktober 2010: »Functional Food ist eine Täuschung« auf *Spiegel Online*, siehe: www.spiegel.de/wissenschaft/mensch

[119] a. a. O., siehe Anmerkung 115

[120] Emel Mangel: »Das ›Ich‹ und ›Du‹ im Tier«, www.geo.de

[121] Zitiert in einer Sendung von Justina Schreiber, am 5. Mai 2010 auf *Bayern 2*, nachzulesen unter dem Titel: »*Lila Kühe, gelbe Enten:*. Wenn Kindern echte Naturerlebnisse fehlen«, www.br-online.de/bayern2/iq-wissenschaft-und-forschung

[122] Vgl. Sylvie-Sophie Schindler: »Pflanzen können sehen, hören, fühlen« vom 10. November 2007 auf *stern.de*: www.stern.de/wissen/natur

[123] Zitiert in dem Artikel von Marcus Anhäuser: »Die Intelligenz der Sonnenblume«, *Süddeutsche Zeitung* vom 29. Mai 2007, zu finden auf: www.redaktion-wissen.de/texte2007/pflanzenneurobiologie.html

[124] Emel Mangel (a. a. O., siehe Anmerkung 120)

[125] http://porkcamp.com/page/2

[126] http://porkcamp.com/post/352366021/porkcamp-ein-schwein-wird-geschlachtet

[127] Michael Pollan:»An Animal's Place«, 10. November 2002 im *New York Times Magazine*, siehe: http://michaelpollan.com/articles-archive/an-animals-place

[128] Spiller, Achim:»Trends im Verbraucherverhalten bei Fleisch«, Managementseminar »Qualität der Lebensmittelproduktion« in Vechta, 21. März 2007

[129] Vgl. hierzu den Artikel von Patrick Hünerfeld:»*Fleischkonsum*. Qualen im Schlachthaus«, 30. März 2010, *BR-online*: www.br-online.de/ratgeber/ernaehrung/schlachtung-tiere-tierschutz-ID1269951770559.xml

[130] Hans-Dieter Belitz, Werner Grosch, Peter Schieberl:»Lehrbuch der Lebensmittelchemie«, Heidelberg, 6. vollständig überarbeitete Aufl. 2007

[131] Michael Pollan:»The Modern Hunter-Gatherer«, *The New York Times Magazine*, 26. März 2006: http://michaelpollan.com/articles-archive/the-modern-hunter-gatherer/

[132] Birgit Schulze, Achim Spiller, Daniela Lemke:»Glücksschwein oder arme Sau? Die Einstellung der Verbraucher zur modernen Nutztierhaltung«: www.uni-goettingen.de

[133] Achim Spiller, Birgit Schulze (Hrsg.):»Zukunftsperspektiven der Fleischwirtschaft. Verbraucher, Märkte, Geschäftsbeziehungen«, www.uni-goettingen.de

[134] a. a. O., siehe Anmerkung 132

[135] Vgl. Johann Tischewski:»In-Vitro-Fleisch: Labor-Schnitzel als Klimaretter«, 16. April 2010 auf *geo.de*: www.geo.de/GEO/technik/63864.html

[136] Vgl. Susanne Amann:»Preisschub. Dürre, Fluten, Chinas Durst – wieso Milch so teuer wird« vom 30. Juli 2007 auf *Spiegel Online*: www.spiegel.de/wirtschaft/0,1518,497296-2,00.html

[137] Achim Spiller, Birgit Schulze (a. a. O., siehe Anmerkung 133)

[138] »The Universe of Obligation. Who are the people to whom I am obligated?«, als pdf hinterlegt auf: http://ajws.org/what_we_do/education/resources/core_curriculum/participant-unit-3-final.pdf

Bezugs- und Informationsquellen
für besseres Fleisch

www.mycow.de
Bio-Rindfleisch aus Brandenburg zum Bestellen

http://www.bioland.de/kunden/einkauf/metzger/plz/80-99.html
Ein Verzeichnis von Bioland-Metzgereien. Fleisch mit Bioland-Siegel erfüllt höhere und
strengere Kriterien als das staatliche Ökosiegel.

ttp://www.demeter.de/index.php?id=1702&no_cache=1&MP=10-1488
Suche nach Demeter-Metzgereien per Postleitzahl. Demeter-Fleisch stammt aus biologisch-
dynamischer Erzeugung. Fleisch mit Demeter-Siegel erfüllt höhere und strengere Kriterien als
das staatliche Ökosiegel.

http://www.thoenes-natur-verbund.de/
Fleisch aus biologischer, artgerechter Erzeugung.

http://www.slowfood.de/slow_food_vor_ort/mainfranken_hohenlohe/was_wir_tun/presidi/
limpurger_weideochs/
Bezugsquellen für Fleisch vom Limpurger Rind. Fleisch mit dem Siegel »Weideochse vom
Limpurger Rind« stammt von Rindern, die hauptsächlich Gras, Heu und Grassilage gefressen haben.

http://www.galloway-deutschland.de/
Bezugsquellen für Fleisch von Galloway-Rindern, die auf Weiden gehalten und nicht im Stall
gemästet werden.

http://www.neuland-fleisch.de/
Bezugsquellen für Fleisch der Marke Neuland. Dieses Fleisch ist nicht ökologisch, die Produzenten bemühen sich aber um tiergerechte und umweltschonende Haltung und Produktion.
Gründer von Neuland sind u. a. der »Deutsche Tierschutzbund« und der »Bund für Umwelt
und Naturschutz«.

http://adrianenhof.de/content/salz2.html
Fleisch von Salzwiesenkälbern, mit Bezugsquellen.

http://www.zebusvombirkenhof.de/
Fleisch von Zwergzebus (Das ist eine asiatische, sehr genügsame Rinderrasse, die auch Pflanzen frisst, die deutsche Rinder stehen lassen.)

http://label-online.de
Eine Online-Datenbank, in der Informationen über und Bewertungen von Lebensmittel-
Siegeln hinterlegt sind – sehr nützlich, wenn man wissen will, was die verschiedenen Fleisch-
und Wurstlabel zu bedeuten haben.